朝日選書
992

精神科医がみた
老いの不安・抑うつと成熟

竹中星郎

朝日新聞出版

精神科医がみた老いの不安・抑うつと成熟●目次

第6章　脳症状の臨床からみる1　せん妄　188

精神科医がみた
老いの不安・抑うつと成熟

竹中星郎

はじめに

「老いを生きる」ことについてはさまざまな著書、講話がある。ということは答えは一つでないということだろう。東洋大学学長を務めた堀秀彦は人生を登山にたとえて、登るのはくたびれるが、下るのは危なっかしいと言った。老いの下りは一段一段じっくり見据えて降りることだ。あと何段あるかは考えない。すぐ次の一段、つまり今日と明日が安全に過ごせるよう考える。4、5日先を見通そうとすると足もとがおろそかになる。次の一段が最後かどうかはわからない。「そうなればしめたものだ。俺はとうとう死んだのかと、その時はじめて気がつくことになる」と。

堀の『年齢《とし》をとるということ』は日本が高齢化社会（人口の7％が65歳以上）を迎えてほぼ10年経った1979年の書で、自らの老いをもとに「老い」を語って広く共感を呼んだが、現代にも通じることが多い。

西欧ではボーヴォワールの『老い』がある。この書は彼女が62歳のときに老いをさまざまな人間事象からポリフォニックに記したもので、その冒頭には仏陀の「四門出遊」の老いのエピソードが記されている。

仏陀がシッダルタ太子と呼ばれていた若いころ、宮殿で何不自由ない日々を送っていたが、はじめて馬車で門の外に出て老人という存在を知った。パーリ語経典によるとそのとき仏陀は「愚かな凡夫は、自分が老いゆくものであって、また、老いるのを免れないのに、他人が老衰したのを見ると、考えこんで、悩み、恥じ、嫌悪している……。じつはわれも」と語ったという（中村元『ブッダ伝』角川ソフィア文庫）。

ボーヴォワールは、人間たちを救うために生まれた仏陀は人間の境遇のすべてをわが身に引き受けることを望んでいたが、老いを知ったとき彼自身の運命をみた。だがふつうのひとたちは自分に快くないことは目をつむろうとする、とりわけ老いには、という。

彼女がこの説話を紹介したのは、『老い』の執筆中に周囲のひとびとから〝陰気な主題だ〟〝あなたはそんなに年をとっていないのに〟と非難されたことへの反論が籠められている。『老い』が出版された１９７０年はヨーロッパ諸国は高齢社会（人口の14％が65歳以上）を迎えようとしていたが、老いは社会の恥部としてタブーだった。「しかし、それだからこそ、私はこの書物を書く」と彼女は言う。

私が１９７９年に老人医療・福祉の現場に入ったとき、非難されることはなかったが、精神科医がなぜと数奇の目でみられた。その時代にはわが国では老年精神医学はまだ公認された存在ではなかった。ちなみに老年医学（老人病学）Geriatricsという言葉は１９１６年に生まれた。その後１９３７年に医学だけでなく心理学、福祉学、社会学、経済学などを包括した老年学 Gerontologyが誕生する。

老年医学、老年学が発展するのは第二次大戦後（1945年以降）の高齢者人口の増加と軌を一にしている。

精神医学の分野で老年精神医学が確立したのは1970年代のヨーロッパ諸国（英、独、仏など）においてである。その時代にヨーロッパ諸国は高齢社会に突入した。高齢者人口が増え、他の年代とは違う課題のもとに生きていることが認識されたことによる。優れた老年精神医学の教科書が相次いで著されている。

わが国はヨーロッパ諸国から約20年遅れて高齢社会に到達した（1994年）。それを反映して精神医学の分野で老年精神医学が認知されるのは1980年代後半である（日本老年精神医学会の発足は1986年、日本精神神経学会が「老年精神医学」のシンポジウムをもったのは1991年）。老年医学も老年精神医学も高齢社会への歩みに対応している。老年医学、老年精神医学の歴史は拙著『老いの心と臨床』の解説に記した。

精神医学では老年は脳器質性疾患、とりわけその中核症状である痴呆を中心に論じられてきた。その症候学、神経病理学の蓄積は19世紀後半から膨大にある。だがその臨床症状を人間関係や「老い」からとらえる視点はなかった。私が学んだのはその時代の精神医学だった。

老人医療の現場に入った動機は、ディメンティア（認知症）についての理解が不十分と考えて2、3年それを学ぶためで、老年精神医学を目指していたわけではなかった。ところがそこで目にしたのは精神科病院や大学病院でみてきたのとは異なる高齢者のさまざまな精神的問題だった。身体疾患で入院した高齢者の精神症状から家族の病理が垣間見えた。心身の老化への不安とそれに直面する現実。ディメンティアの症状も多彩だった。生活史や生活状況をふまえて生活者ととらえる必要があった。

地域に出ると高齢者がいきいきと暮らしていた。彼らも社会の一員として、そのしがらみのなかで暮らしていた。高齢者は家族に縛られ、家族は老親と所属する社会にがんじがらめに縛られながら、それぞれが精一杯生きていた。精神症状も彼らの生の一部なのだ。それはごちゃごちゃして少しもきれいではなかったが……。その底流に「老い」がある。これまでの精神医学はそれをみていない。

私がこれまで精神科病院や大学病院でみてきた高齢者は医療に囲い込まれ、家族や生活をそぎ落とされていた。１９７０年代、80年代には75歳以上の高齢者が大学病院を受診することは少なかった。精神科病院でも当時まだ珍しかったアルツハイマー病（脳神経細胞にアミロイド沈着、神経原繊維変化などの老人性変化が生じ、大脳が全体的に萎縮することによって生じるディメンティア）やピック病（前頭側頭型認知症と同義。人格変化などが先行する場合があるディメンティア）が中心だった。その純化された「症状」をみて〝わかったつもり〟でいたのだと思い知らされた。老人医療の現場に入って患者の生活、家族関係を目の当たりにすると、それまでの十数年の精神科臨床で培った診断学は音を立てて崩れ、患者を前にして茫然となった。途方に暮れたすえにたどりついたのは、知識や書物によるのではなく、目の前にいる患者から学ぼうと老人医療の場に腰を据えることだった。こうして1年を過ぎるころから「老い」の多様性と高齢者の精神世界の広がりと奥行きを知った。これが十数年にわたって老人医療・福祉の現場に居続けることになった私の個人史である。

老いの多様性という言葉は人口に膾炙《かいしゃ》しているが、その重層的な意味が正しく理解されているとは言い難い。その理解もまちまちである。老いとは生物学的には衰えから死へと収斂《しゅうれん》していくが、人間学的にはその現実にどう向きあい、いかに生きるかを一人ひとりに突きつける。それが老年精神医学の課題である。

免疫系の老化を研究した多田富雄は老いの多様性について次のように語っている。

さまざまなレベルでの異常（多重構造）を認められるが、それらの変化をつなぐ基本的な法則性はみいだせない。老化は入れ子のようにばらばらに非連続的に組み込まれているだけだ。生命の誕生や成長の過程では神秘的なほどのみごとな規則性、連続性が認められるが、老化の過程は「統合性を欠いた醜悪な現象の集合に過ぎない」。そう断じて、老化の研究とは微視的にせよ、巨視的にせよ、この不連続な現象のどこかを目撃しているに過ぎないと指摘する（「老化と免疫系」『老いの様式』所収）。

たしかに生物学の視点で老いの衰退、退縮過程を眺めると秩序立った規則性は失われ、統合を欠いた不連続な現象に映る。そのことは間違いないが、それは発達、成長の尺度を老いに当てはめたからである。老いは規則性、連続性という直線ではとらえられない。

多田の指摘は老年の精神にもそのまま当てはまる。発達段階にある子どもの成長が規則的、連続的かといえばそうとはいえない。子どもは個性豊かであり、そのありようはけっして直線的ではない。しかし発達、成長には老年期に比べれば規則性、連続性がある。身長や体重、知能指数などにそれをみいだすことができる。

発達は成人になると緩やかになり、個性は社会の規範の枠に押し込められる。とはいえ価値観や人生観などの個別性は社会生活のなかで広がる。そこには規則性はなく、個人の文化を測る尺度はない。

老年期になると心身の機能は衰え退縮していくが、その過程は一様ではない。たとえば脳梗塞とアルツハイマー病では病変の性状も部位も違う。脳梗塞も部位により症状が異なる（無症状もある）。そこには規則性も連続性もない。このことからも老年期に発達、成長に用いた尺度を当てはめてスコアを比較するのは無意味なことがわかる。それは記憶力や計算力をもとにした減点法に過ぎない。老いを生きるものに知能指数は何ももたらさない。

衰えは必ずしもネガティブなものではない。歌舞伎の女形が60歳を過ぎて一人前になるといわれるように、老いが新たな世界をもたらす。老いるとは喪失を通して新たな自分を築いていく創造性をもっている。個別性は一面で収斂に、一面で多様化に向かう。規則性、連続性から老いを眺めると醜悪にみえるかもしれないが、老いのすべてが醜悪なわけではない。「年をとってはじめてわかったことがある」という言葉がそれを物語っているが、そこに標準化された尺度はない。それゆえに老年期は精神医学の研究の対象になりにくかった。

ではどうすればよいのか。精神医学の基本に立ち返って個別性をみつめ底流に共通するものをとらえることであろう。規則性や連続性という直線的な変化ではなく、多様性に含まれているさまざまな相を結ぶ複数の曲線的な連関をとらえる。それは若い年代にもあったはずだが、老いはその多様性を露呈させる。

老年精神科臨床で老いの多様性というとき、そこには二つの意味がある。一つは、一人ひとりの違いである。それぞれの生きてきた世界が違い、価値観・人生観も違う。老いは彼らを変貌させるが、しかし、にもかかわらず一貫して彼は彼である。それが個別性であり、そのひとらしさといわれる。もう一つは、一人が内包する身体の多様性である。一人のなかに成熟と退縮、若々しさと衰え、生理的変化と病、機能障害、その回復などが錯綜している。80歳のひとが50代と同等の体力を誇っても、血管や脳に老化が内包されている。そのため些細な体調の変調をきっかけに重篤な身体状況に陥る。身体としての脳もその平衡はもろい。感情の病であるうつ病に、脳症状であるせん妄がしばしば生じる。不安、緊張がさまざまな身体症状をもたらす。

このように年をとると、心身ともに老化と病気、心と脳、生活環境や人間関係などの社会的要因が渾然一体化する。老年期の精神科臨床はすべてが応用問題であり、そこに老いを対象とする醍醐味がある。患者の臨床像から、個々の問題を解きほぐし全体像の把握に努めることにマニュアルはない。

老人医療で出会った患者の大半はそれまで精神疾患にかかったことがない。これまでの精神的危機をクリアしてきた彼らが、年をとって喪失体験に遭遇し、家族との関係、独居や同居という生活環境、身体的疾患、社会とのつながり（役割、地位など）の変化などで不安、葛藤、怒りに苛《さいな》まれたとき、精神の平衡を崩す。そこには老いが深くかかわっている。

アルツハイマー病患者の異常行動やせん妄についても同じことが指摘できる。彼らも老いを生きている。「症状」には生活のなかでの不安や怒り、そして家族の思いまでもが籠められている。

老いはあまりに日常的な風景になったために、当の高齢者も含めて老いを生きるとはどういうことかが等閑視されている。しかし老年精神科臨床にたずさわっていると、その深層に不安や抑うつが流れていることに気づかされる。高齢者は自分から口にすることはないが、現在の老い、未来の老いに対する不安を心の底に潜在させている。高齢社会になって80代、90代の人口が増加するのにともない、老いを生きる姿は多様化した。80代で、60代のひとより元気で社会的に活躍しているひともいれば、マヒや痴呆を抱えているひともいる。その現実を目の当たりにして、自分の老いがどのようになるかわからない。それゆえに寝たきり、ボケに対する不安は強い。〝ああなりたくない〟という一方で、必ずしもそうなるわけではないと思い、考えることを保留する。

アンビヴァレントなのだ。どちらの道へ進むかを自分では決められない。アンビヴァレントな状況は不安と抑うつを生む。高齢者が笑いながら口にする「長生きしすぎた、早く死にたい」という言葉はそれを反映している。

抑うつが老いのすべてを覆っている。未来は、空間が狭められ、時間は限りあるものとなるが、自分自身がどうなるかは未知数である。1年後、2年後を想像しようとしても、そのときにはいないかもしれない、自分が今とは違うかもしれないという思いが心の奥底をよぎって思考停止に陥る。しかしひとはその不安を振り切って、未来ではなく今を生きる、と思い定めて新たな課題に取り組む。

「老年精神医学はもっとも若い学問の一つである」と言ったのはスイスの精神科医C・ミューラーだが、先進諸国では高齢化にともないアルツハイマー病が増加して、神経科学の中心的なテーマとなっていた。神経画像診断技術（MRI、PET、fMRIなど）も高度に発達した。さまざまなレベルで新たな知見が蓄積され、21世紀初めには解明されるとさえいわれた（それはまだ闇のなかだが）。

わが国では1980年代後半に精神医学のなかに老年精神医学という分野が確立し、大学病院や総合病院に専門外来が開設された。大学の精神医学教室では最新の神経科学研究と神経画像診断に関する研究が中心となり、「認知症」が主要なテーマとして据えられた。だが、老いを外側から眺め、内側には入ろうとはしない。

この潮流は老人医療・福祉の現場にいると違和感があった。高齢者の実態と乖離している感が否めなかったのである。個のありようが霞むと「老い」の輪郭もぼやける。そして高齢者一人ひとりの多様性という言葉もそのなかに埋没し、「老い」は思索の対象から外れて抽象的なものになり、脳トレーニングドリルなどの商品の市場として通俗的な、現実的な、打算的な対象として社会に流通した。

老年精神医学の流れの外にいた私が、老いや「認知症」に関する一般書が山ほどあるなかで、本書を書いたのは、老人医療・福祉の現場から考えてみようと思ったからである。画像や心理テストからは患者の心はみえてこない。目の前にいる、今現在介護やケア（これらの語については13頁参照）を受けている高齢者から考えてみよう、と。

ディメンティア（痴呆）の患者の話には記憶の誤りや事実誤認、曲解があるが、それに耳を傾けていると何を言いたいかがわかる。話すにつれていきいきしてくる。彼らはさまざまな喪失に直面しながら「今」を生きている。それが伝わったと思うとき彼らは甦る。

患者とその家族からはたくさんのことを学んだ。私が臨床現場や施設で出会った高齢者はそれぞれその流れのなかで不安に駆られ、傷つき、抗したひとたちだった。彼らはうつ病や妄想、せん妄、異常行動などに託してそれを表現している。社会がもてあますと貼る「人格障害」というレッテルは、自分らしく老いを生き抜こうとしていたひとたちの勲章なのだ。彼らも彼らを取り巻く人間関係や生活環境のなかで今を生きている。そして老いの現実に直面している。

現場では内科、神経内科、整形外科、眼科などの医師たちから多くを学んだ。新興の学問である老年医学には既成の医学に飽き足らないひとたちが集まってきていた。彼らと一緒に仕事ができたことは幸せだった。

本書は第1章で老年精神医学にいたる個人史を記した。それが本書の内容の基盤である。第2章以降は、老いと抑うつ、それに関連する精神症状、認知症についての精神科臨床である。第1章を飛ばして読んでいただいてもよい。

アメリーは、年をとると「世間がもうわからない」と言っているが（『老化論』）、そういう年になって書いた本が今の時代にどう伝わるのかと思いつつ……。

＊「認知症」、ディメンティアという用語について

２００４年に「痴呆」が差別的であるとして、「認知症」と言い換えられ広く使われている。しかし第５章で述べるように、本来の〝脳疾患による知能障害〟という意味をはみ出して用いられているので、本書では次のように使い分けた。

・ディメンティア（痴呆）、認知症（括弧なし）：脳疾患による知的障害（「痴呆」と同義）

・「認知症」：医学的な用語とは別に、一般社会で用いられているもの忘れ（非病的）、妄想、せん妄などを含む高齢者の精神的問題の総称

・痴呆：歴史的に医学用語として用いられている場合（早発痴呆など）

＊「認知症」は病名か

痴呆を認知症と言い換えたとき、状態としても、病名としても通用するようになった。しかし「認知症」という単一疾患はない。アルツハイマー病は記憶障害や生活行動が緩やかに低下する全般性認知症であり、ピック病は前頭葉、側頭葉の萎縮による人格障害や滞続症状（状況とは関係なく同じ話や行動を繰り返す症状）が特徴である。前頭側頭型認知症ともいわれる。脳血管性認知症は多発脳梗塞や脳出血など脳血管障害によって生じるディメンティアで段階的に進行するなどの特徴がある。レビー小体病は、大脳や脳幹にレビー小体が沈着して生じるディメンティアで、幻視やパーキンソン症

状をともなうことが多い。

＊介護とケア

介護という言葉は介護保険を機に生まれた。看護では医療的なかかわりをキュア、心身両面へのかかわりをケアと呼んでいるが、対象は患者（病人）である。それに対して介護は生活障害へのかかわりである。

介護の現場では介護もまたケアと呼ばれているが、本書では家族によるかかわりを「介護」、ケアスタッフによる専門職としてのかかわりを「ケア」と使い分けた（第7章「精神科的ケア論」も参照）。

第1章　老年精神科事始め

この章では本書の基盤になっている私の精神科医としての歩み（個人史）と、それに関連する精神科医療と老人医療の歴史および当時の状況を概観する。

私は多くの精神科医と同様に精神科病院、大学病院、総合病院で一般精神医学（統合失調症、躁うつ病、脳器質性疾患、症状精神病（高熱、代謝疾患などの身体疾患や薬物による精神障害）など）を学んだ。だが1979年にディメンティアを2、3年学ぶ目的で老人医療・福祉の現場に入って、高齢者の精神的問題がそれまでの知識と別のものであることを思い知らされた。病気は診てきたが、「老い」は抜きだった、と。

高齢者の精神的問題とは、他の年代にない妄想、特異なうつ病や神経症など幅が広く、奥行きは深かった。ディメンティアの世界もさまざまだった。精神科医として13年目のときである。そこは精神科病院や大学病院と違い、じかに高齢社会の現実と接していた。家族や生活環境を丸ごと抱え込み治療する必要があった。

ディメンティアの患者は生活の場でいきいきしていた。生活者としてとらえるとディメンティアも老いの一断面であることがよくわかった。忘れっぽさやできなくなったことを数え上げるのでなく、保持している能力と心理的反応の総体としてとらえる必要があることを認識させられた。画像(CT、MRIなど)や知能検査のスコアからは「ひと」はみえない。

こうして2、3年のつもりが十数年、1993年まで老年精神科医として老人医療の現場で仕事することになった。その時代は高齢化社会から高齢社会への移行期で、国の医療福祉行政は老人医療を柱にしていた。老人医療の激動期にその現場に居合わせたことは思いがけない貴重な経験だった。

52歳で医療の第一線を退いたが、それをきっかけに地域医療、福祉の現場とのつながりが広がり、医療の現場にいたときとは違う角度から医療を眺められるようになった。

このように老年精神科臨床は私にとって、それまで学んだ精神医学の応用問題でもあり、統合失調症などの一般精神科臨床の視点を広げることにもなった。そのことをふまえて私の精神科医としての軌跡と、老人医療と福祉の実情の一端を記す。

1 東京都立松沢病院

私の精神科医としての原点は東京都立松沢病院である。1967年に大学を卒業するとすぐに松沢病院に勤めた。個性的で優秀な先輩医師たちから直接、間接にたくさんのことを学んだ。

神経病理研究室

松沢病院には、神経病理、社会精神医学、心理室（精神病理学）、化学室、脳波室（神経生理学）の5つの研究室があり、私は神経病理研究室に所属した。そこはわが国の神経病理学のメッカとして学会で指導的な人材を輩出してきた。

アルツハイマー病の名前が世に知られていなかった1950年代から、立津政順《たてつせいじゅん》（のち熊本大学教授）、石井毅《つよし》（のち東京都精神医学総合研究所長）、浜田晋《すすむ》（後述「浜田クリニック」参照）、松下正明《まさあき》（のち東大教授）らによりアルツハイマー病、ピック病の研究に取り組んでいた。立津政順先生が「剖検所見では、脳動脈硬化症（脳血管性障害）と診断された患者の80％は当たっているが、アルツハイマー病と診断された場合の80％は誤診だった」と言われたのは印象に残った。氏は「松沢シューレ」といわれる厳密な診断技法を創り上げ、〝診断の神様〟といわれたひとである。それほどにCT、MRIのない時代、アルツハイマー病の臨床診断は難しかった。

身体合併症病棟でせん妄を経験

松沢病院で老年精神医学につながるもう一つの経験は身体合併症病棟を担当したことである。この病棟ではアルツハイマー病、ピック病、ハンチントン病、一酸化炭素中毒（当時都市ガスは一酸化炭素）、ヘルペス脳炎、日本脳炎後遺症など脳器質疾患のさまざまな症例に遭遇した。一人ひとりを診察して臨床症状、神経学的所見を記載した。それは患者が亡くなると神経病理学的検証にさらされるので、ゆるがせにできなかった。

この病棟で肝脳疾患を2例（猪瀬型、類瘢痕型《るいはんこん》）を受け持ち、せん妄をたっぷり学ぶことができた。肝脳疾患とは門脈と肝静脈が肝内でつながっている（肝内シャント）ために、門脈血が肝静脈に直接流れ込み、高アンモニア血症をきたす稀な疾患である。肝内シャントがあると門脈血の一部が肝臓で解毒されずに肝静脈に流れて全身に送られ、高アンモニア血症により脳症（せん妄）をきたす。せん妄は夜間に多いのでナースの仮眠室や保護室に泊まり込み、さまざまなレベルの意識障害を診た。

せん妄は老人医療の重要なテーマの一つだが、当時は知る由もなかった（せん妄については第6章「せん妄とは何か」参照）。

薬物治療の体験――悪性症候群を報告

1960年代は薬物治療が精神科治療の柱となった。治療の第一選択肢となり、投薬量が増え、多剤併用が広まっていった。そのなかで大きな問題に直面した。

1971年に都下の精神科病院に呼ばれて、数日前から42℃以上の高熱が続く昏睡状態の27歳統合失調症の患者を診察した。筋強剛《きんきょうごう》と攣縮《れんしゅく》、けいれん発作、腱反射の左右差（変動する）などを認めたが、治療に反応しないままに死亡した。脳症の原因は見当がつかない。死因を究明するため家族の了解を得て病理解剖。死因は著しい脳浮腫によると推定された。以前に同じような臨床経過で亡くなったケースがあると教えられ、調べると5例がみいだされた。

薬物による脳症を考え、他院のケース（急性致死性分裂病を疑われた）、新たな院内のケースを加え、第70回日本精神神経学会総会（1973年）で薬物による死亡として8例の剖検所見を発表した（「精神病院における死亡の問題　急性脳炎類似の症状を呈した一群の剖検と考察」松下正明、吉田哲雄、浜田晋と連名）。これは1950年代末にフランスで向精神薬による重篤な副作用として発表された「悪性症候群」の本邦初の報告である。

私が製薬企業と金銭関係をもたないのは、このときの経験による。それは発表前にわが国と英米独の文献を渉猟したが、わが国の薬物治療に関する論文の多くは「有効」例で、副作用を論じたものはなかったからである（外国では副作用例は速報として掲載されるが、その後の詳報はない）。治験や薬物治療を否定するわけではないが、当時の製薬企業と医師の関係のありかたに疑問をもった。これがのちに抗認知症薬でも生きた。

2　総合病院、大学病院の経験

都立広尾病院

松沢病院在籍中に都立広尾病院で総合病院精神科の体験ができた。週1回の外来診療と精神科コンサルテーションを2年間担当した。コンサルテーションとは、患者とスタッフのかかわりの問題点を精神医学的に整理してスタッフに助言する仕事である。患者の治療はしない。

総合病院での仕事は精神病観が変わるほどの収穫があった。そこには精神科病院ではみることのない神経症圏、うつ病、統合失調症の発症初期や軽症群の患者に出会った。そして種々の身体疾患（脳腫瘍、SLE〔全身性エリマトーデス。自己免疫疾患の一つ〕、内分泌疾患など）の患者の不安、抑うつ、妄想などにかかわり、精神病の素質とは関係なしにひとは精神病になりうることを知った。

精神科治療では患者の身体疾患の特徴とその治療を教わり、最新の医学知識を学んだ。私からは精神症状とその治療（とくに向精神薬の副作用）を説明したが、精神科医の関与が他科の医師やナースなどのスタッフから求められていることを実感した。

信州大学精神医学教室

1975年に松沢病院を退職して、信州大学医学部精神医学教室に籍を移した。信州大学での仕事で老年精神科臨床につながったものを挙げる。

人工透析の精神医学的問題

大学病院での臨床研究では、1年間透析患者と面接して彼らの精神的問題を調べた。人工透析は週に2、3回の人工透析を受けなければ死にいたる「死と隣り合わせの生」、医学的管理下の生でもあった。治療技術が高度に発達したことが生んだ新たな「限界状況」(K・ヤスパース)である。神谷美恵子は限界状況は精神病理現象を引き起こしうる、しかしそれは精神の病的な歪みを示すものではなく、同じくヤスパースの言葉を引いて「人間の可能性の源泉」を表してもいると指摘している(『精神医学研究Ⅰ』)。このことについては「医療に関係して起こる精神病(Ⅱ)」2節「人工透析」(『症状精神病』所収)にまとめた。

幻影肢

幻影肢(痛)との出会いも私にとって衝撃的だった。くわしくは第2章「幻影肢とは何か」の項で述べるが、整形外科領域ではよく知られていて、肢切断、脊髄損傷の患者の60~80%に出現する。障害受容と幻影肢の長短や症状の期間は相関があると報告されていたが、精神医学ではこれまでこのテーマに取り組んでいなかった。

在宅、施設の10余名の在宅患者を訪問して面接した。患者の多く（とくに若い年代）は明るく、わずかに残った機能を活かして懸命に生きていることに目を瞠《みは》った（そこにいたる苦悩は知る由もないが）。肢切断、脊髄損傷の患者とは信大を退いたあとも3名出会った。私にとって一生のテーマである。

このような精神科医療とは別の世界のひとたちから精神科医として話を聞いた体験が、のちに私の老年精神科臨床に有形無形に影響し、底流となっていることは否めない。

3　老人医療・福祉の現場に入る

5年目の1979年、松本から東京に戻った。そのとき新たな精神科医療の場がみつかるまで、2、3年ディメンティアについて老人医療の現場で勉強してみようと浴風会《よくふうかい》病院の門をたたいた。松沢病院時代に精神科コンサルテーションで3年間毎月訪れた、なじみの病院である。

東京杉並区の浴風会病院は老人ホームと老人病院を併設する社会福祉法人に属し、初代院長尼子《あまこ》富《ふ》士《じ》郎《ろう》はわが国老年医学の創設者であり、ここからは多くの老年医学・老年学のリーダーが生まれた。そのため浴風会病院は「老人医学発祥の地」といわれる。尼子については後述する（「老年医学の創設者——尼子富士郎」参照）。

わが国は１９７０年に高齢化社会に、１９９４年に高齢社会に到達したが、１９７９年とはそのさなかである。１９８２年に老人保健法（現高齢者医療確保法）が制定され、高齢者の医療・福祉は国の施策の大きな柱となり、制度も大きく変わった。その激動期に現場に居合わせたことで老年精神医学、老人医療全般、福祉、介護、厚生省研究班、種々の医学系・看護系の学会シンポジウムなど多くのことを経験できたのは幸せというべきであろう。

まず浴風会病院と老人医療の歴史を紹介する。

わが国初の老人総合施設――浴風会病院

浴風会とは１９２５年（大正14年）に創設された、関東大震災で被災した老人のための医療部門を備えたわが国初の総合的老人施設である。内務省が震災義援金と恩賜金を基金として財団法人を設立し、事務局を当初内務省社会局に置き、会長は内務大臣（のちに厚生大臣）が兼任した。

設立当初の定員は５００人、２万７５００坪の敷地に53棟の老人ホームと92床の病室（１９５９年に浴風園病院、１９７１年に浴風会病院と改称）があった。医師は東京帝国大学稲田内科教室から尼子富士郎が派遣された。発足時の医療体制は常勤医師３人、ナース20余人、検査技師（血液生化学、細菌、病理）、放射線技師、薬剤師と、当時としては画期的だった。医療の対象は施設入所者で、地域には開かれていなかった。

財団法人浴風会は社会情勢の変化（不況など）、戦争の影響などにより変遷するが、戦後その基金は没収され、関東大震災被災者以外の一般高齢者のための社会福祉法人として再出発した。私が勤めた当時は養護老人ホーム、特別養護老人ホーム、軽費老人ホームからなり、施設定員は550人（1987年に特養150人を増設）だった。

浴風会は医療部門として1975年に300床の新病院を開院。診療科は内科、精神科、整形外科、眼科、耳鼻咽喉科、皮膚科、婦人科、歯科、理学療法科だった。新病院は施設内医療から地域医療に転換する構想だったが、医師会の同意を得られずに老人ホーム入所者と、かつて勤務した医師らの紹介患者を対象にした。そのため1977年に経営危機に陥り国会で取り上げられ、全国紙で大きく報じられる事態となった。

浴風会病院と周辺の歴史については、「浴風会病院通史」（『老年医学の発祥と進展　浴風会病院90年の歩み』所収）に記した。

老年医学の創設者——尼子富士郎

初代院長の尼子富士郎（1893-1972）は国際的にも名を知られる卓越した老年医学者であり、わが国老年医学、老年学の創始者として大きな足跡を残した。浴風会病院には医学だけでなく心理学、社会学などさまざまな分野の研究者が集まり業績を競い、それぞれの分野でリーダーとして活躍している。浴風会病院が「老年医学発祥の地」といわれるのは、そのためでもある。

尼子は稲田教授から「誰も手をつけていない老人医学を究めるように」と指示され、当時未開拓の分野だった老年医学を創設する明確な意図をもって東京帝大から赴任した。1926年のことである。尼子は老年病にとどまらず生物全体の老化を究めようとした。そのスケールの大きな業績は時代と国境を超えて高く評価されている。

誠実な臨床医だったことは施設の老人たちから慕われていたことからも窺える。研究者としては1929年から毎年学会報告を重ねて、1942年の日本内科学会総会では浴風会での1200余の臨床例と800余例の剖検をもとに発表、1951年の日本医学会総会で生化学的所見と、2000余例の剖検所見をもとに老化について報告するなど一貫して実証的な研究に尽くした。晩年に著した『老化』はその膨大な文献と学識という点で今日なお海外にも類書はない、老化研究の金字塔である。尼子のもとから優秀な老年医学者、心理学者、社会学者が輩出してわが国の老年医学の礎《いしずえ》を築いた。浴風会病院には多くの医師が集まり、尼子の指導、助言を受け研究にいそしんだ（浴風会病院はそのための動物実験室があった）。

尼子は老年医学だけでなく心理学、社会学など学際的研究にも助力を惜しまなかった。老年病だけでなく老いを人間の科学の視点でとらえていた。それは日本ジェロントロジー学会（のちに日本老年学会と改称〈老年研究に関連する老年医学、老年学、社会科学などが合同した学会〉）の創設という形で結実した。

東京都養育院が1972年に老人医療福祉のセンターに特化して東京都養育院附属病院（現東京都健康長寿医療センター）、東京都老人総合研究所を新設したときの院長村上元孝（当時金沢大学教授）、副院長亀山正邦（当時浴風会病院副院長）、研究所長太田邦夫（当時東大教授）はいずれも尼子の薫陶を得たひとたちである。

尼子のもう一つの大きな業績は父（尼子四郎）が1903年に創刊した『医学中央雑誌』を引き継いだことである。学問的な業績とは無縁だが、医学の屋台骨を成す根気のいる地味な仕事である。尼子は毎月の医学会誌、医療関連誌に掲載される膨大な量の論文を読み、その抄録を作成した。

これらの業績に対して1967年日本医師会は最高優功賞を授与。尼子はその他にも丹羽賞（日本科学技術情報センター）、武田医学賞、朝日賞（社会福祉）など数々の民間の表彰を受けた。しかし叙勲については、1963年に紫綬褒章は受けたものの、「私は国のために仕事をしていない」と頑なに断った（篠原恒樹「尼子富士郎」『精神医学を築いた人びと』下巻所収）。

浴風会は1993年に私が退職したあとに「高齢者痴呆介護研究・研修東京センター」（現認知症介護研究・研修東京センター）を併設、特養、地域包括支援センター、認知症疾患医療センターなどを新設、浴風会病院は2014年に改築して「高齢者保健医療総合センター」内でリニューアルオープンした。

東京都養育院（現東京都健康長寿医療センター）について

東京都における老人医療の中心的存在、東京都健康長寿医療センターに触れておく。

その母体は1872年（明治5年）に設立された養育院である。これは医療機関ではなく、浮浪者

（児）、行路病人（行き倒れ）、障害者（知的、精神的、身体的）、老人、結核、ハンセン病などの生活困窮者のための救貧施設である。当時の東京市は幕藩体制の崩壊で職を求めて上京した地方民と、解放令で住居などの公的なサポートを失った被差別部落出身者らの路上生活者であふれていた。ロシア皇族が来日した際に、その光景を一行の目に触れないようにと本郷の加賀藩屋敷（現東京大学構内）に収容したのが始まりである。

渋沢栄一の尽力で1890年から東京市が経営、渋沢が院長に就任して基礎を築いた。

その後、養育院は精神病者については東京府巣鴨病院（現松沢病院）、知的障害児、盲聾唖児はそれぞれの施設に分立した。またハンセン病は多磨全生《ぜんしょう》園、結核患者は保養所へと移行して、1972年に老人医療福祉に特化し、東京都養育院附属病院を新設して高度な医療が可能な老人専門病院として都民に開放された。併設された研究機関「東京都老人総合研究所」はわが国初の老年医学・老年学の研究所であり、国際的に高い評価を得る業績を上げた。その後養育院附属病院は1986年に「東京都老人医療センター」と改称、2009年から「東京都健康長寿医療センター」となった。

養育院の医療で特筆されることを2、3挙げる。

明治時代にわが国の内科学の基礎を築いた東京帝大教授入沢達吉は、1897〜1902年の間、養育院で内科医長を務め、その経験をもとに『老人病学』を著した。これがわが国での最初の老年医学の系統的な教科書である。入沢はそのなかで、留学中にフランスで老人科が独立していることをみて、わが国でも必要だと痛感したと記している。

ハンセン病医療の功績で文化勲章を授与された光田健輔は済生学舎を卒業、医師資格を取得して東京帝国大学病理学教室に入局、ハンセン病を生涯のテーマに据えて養育院に赴き「回春病室」(ハンセン病の病室)を受け持ち、「全生病院」(現国立療養所多磨全生園)の設立に尽力して院長となった。わが国のハンセン病に対する隔離収容、断種などの医療福祉行政に指導的な役割を果したことへの批判は強い。

1875年に精神病者のための「狂人病室」を設置、1879年に「東京府癲狂院《てんきょういん》」(上野)を開設、巣鴨に移転して「東京府巣鴨病院」と改称、1919年府下松沢村に移転して「東京府松沢病院」(現東京都立松沢病院)となった(「養育院・渋沢記念コーナー」パンフレットほか)。

国の高齢者の医療・福祉に関する取り組みは、東京都のそれより遅れた。1980年に日本学術会議が老いに関する国立研究所の設立を勧告したのにもかかわらず、国立療養所中部病院に「長寿医療研究センター」が開設されたのは1995年である。これは2004年に「国立長寿医療センター」と改組して今日にいたっている。

こうして東京都内で高齢者の急性期治療に対応できる設備とスタッフを有していた養育院附属病院と浴風会病院はともに施設内医療に徹していたが、それぞれ1972年、1985年に地域に門戸を開きだした。老人医療の地域社会への参画は高齢社会への道筋で実現した。しかし診療報酬体系には老人医療に対する特別加算はないため病院経営は厳しい(老人医療の特異性、介護、リハビリテーションを必要とすることが認識されていない)。今日では一般病院でも入院患者の70%を高齢者が占め、高齢者のみを対象とする老人病院の存在意義が問われている。

4　老人医療へのかかわり——浴風会病院での社会化の取り組み

私は2、3年ディメンティアの老人を診たら精神科医療に戻るつもりで浴風会病院に入ったが、1、2年すると「老い」の奥深さ、精神史的問題の多彩なこと、ディメンティアの世界に魅せられてしばらく腰を落ち着けることにした。そうすると老年医学のメッカとはいえ高齢社会との接点を閉じている浴風会病院のありかたを変える必要を感じた。それは自分の医療観にかかわる。病院の環境整備とか身体拘束をやめるといった個々の問題ではなく、医療の理念を問い直しながら病院の体質を変えることである。老年医学のメッカとして数十年の歴史がある浴風会病院を改革するのは並み大抵ではなかったが、多くの医師、ナース、リハビリ科スタッフなどの協力と浴風会本部の理解が得られたことは幸運だった。

老人医療というと慢性疾患と思われがちだが、医療はまず急性疾患治療が柱である。むろん慢性疾患も無視できない。だが慢性疾患はつねに急性変化する。ささいな身体変調でも平衡を乱し、脱水、肺炎、腎不全などで重篤化しやすい。成人と違う薬物動態(薬物が投与されてから体外に排出されるまでの過程)、年代特有の薬害がある。薬量や補液量も違う。またせん妄やディメンティアのためにケアを必要とする。これらをふまえた早期の適切な治療とケアと、リハビリに時間をかけることで病前の状態に回復しうる。これが老人医療の特異性である。

ところが高齢者に対する医療行政はその逆を行っている。それは受診抑制（自己負担の増額）によりかえって一人当たりの入院医療費の増大をもたらしていることに現れている。早期に治療すると高齢者の医療費は一般成人より少ないことを知るべきである。また高齢者の急性疾患の治療は一般病院が担うことになっているが、一般病院に入院した高齢者がせん妄を呈したりディメンティアがあるとその鎮静に精神安定薬、身体拘束が多用され、寝たきりや「認知症」を作り出し、介護型老人病院に送られている。

そういった老人医療の特異性を無視して老人医療費の削減ばかりにはしる現状は現場の取り組みと大きく乖離していて、行政側はそれが愚かな施策ということに気づかない。虚しい。

1980年当時の浴風会病院の状況

浴風会病院は施設医療を担ってきた。その一つは、施設入所者の急性疾患治療である。医師は1975年の新病院開設時に常勤9人（その前は5人）、非常勤13人（その前は数人）の体制となり、5年後には常勤16人、非常勤19人となり診断、治療のレベルは高かった。検査、診断は研究のデータとして重要であり、急性疾患の治療にも生かされた。

もう一つは、老人ホームでは介護できない虚弱、ディメンティアの入所者の終身介護である。多くは1971年に特養が併設されるとそこに移されたが、医療を必要とする者は病院に残った。そしてアルツハイマー病も精神科病棟に残されていた。そのため浴風会病院には終身介護の長期在院者が多くいた。

老人看護

しかし老人医療の重要な柱である老人看護は一般病院のレベルから大きく遅れていた。老年医学では名声を博していたが、老人看護の重要性はなおざりにされていた。老年医学はあっても老人医療はないといってもよいほどに。この点では医師たちに大きな責任がある。看護部門に院内研修や研究会はなく、外部研修、学会への参加も取り組まれていなかった。ナースはオムツ交換や食事介助、入浴介助に追われ、医療的なかかわりは一部のナースに限られていた。点滴を必要とする患者の多くは拘束されていた。老人看護を志して就職した心あるナースが早々に辞めていった。

病院改革の機運

老年医学を志した若い医師たちのなかに、研究至上主義を疑問視する機運が芽生えていた。私は当初は2、3年で辞めるつもりだったので病院の体制についての発言は控えていたが、老年精神科に腰を据えると決意してからは若い医師らと病院改革に取り組むことになった。関増爾《ますじ》院長（当時）が若い医師らの改革の動きに理解を示してくれたことは幸いだった。

私が年長だったため診療部長、副院長に就くことになって病院運営の責任を担う立場になり、老年精神科だけでなく、老人医療全般にどっぷり浸かることになった。

施設内医療から地域医療へ

外来を地域に開く

まず取り組んだのは、外来を地域に開放して入院も受け容れるよう病院の体制を転換したことである。世間では当たり前のことだが、数十年の伝統を打ち破って高齢社会に向きあった老人医療に取り組むのは容易なことではなかった。長年施設内医療に徹してきた病院の体制と職員の意識を変えることが必要だった。そのための準備委員会を設けて慎重に検討して１９８６年に地域への開放に踏み切った。

１９７５年の新病院開設時に医療機器や検査体制を整備していたが、10年が過ぎて一般病院に準じた医療を展開するにはそれらを一新する必要があった。また外来診察室、手術室、リハビリテーション科の整備も必要とした。数千万円が必要だが、転換したあとに診療報酬でそれを回収できるかはわからない。だが方向を転換しなければ浴風会病院は高齢社会から取り残されるという危機感が原動力になった。

病院の社会化

もう一つの大きな課題は職員の意識改革である。インスティテューショナリズム（施設症）とは病院（施設）に長く入院していると、病院の閉鎖的な環境に適応しようとして社会性を失っていくことをいうが、それは職員（医師、ナース、事務職員など）にもみられる。歴史の長い病院、施設ではよくあることだ。その改革には病院の社会化をもってした。施設入所者と違い市民の目は厳しい。患者、家族からの批判は最良の教材である。スタッフの言動に関する患者・家族からの訴えは、当事者を同席させて事実を確認したうえで問題点を整理して家族に改善を約束した。それは病棟の他のスタッフに伝わり、全体が変化していくので何度も繰り返す必要はなかった。

社会性を取りもどすために看護学生の実習を受け容れて、彼女（彼）らの実習レポートを病棟スタッフに読んでもらうこともした。同じ仕事を目指している学生たちの意見、疑問、批判にはナースらの関心は強く、日常業務への良い刺激となった。

さらに職員への情報公開（院内のアクシデント、トラブル、改革、経営状況など）にも努めた。それにより流言飛語、憶測がなくなり職域を超えた自由な発言が生まれた。

経営

問題は病院経営への影響である。ある期間は入院患者数の減少は避けがたい。地域の患者の入院を受け容れるために、長期在院患者を順次特養に移したが、その空床を埋める入院需要との間にはタイムラグがある。その間の減収を乗り越えられる保証はない。一種の賭けである。だがそれに耐えなければ元の木阿弥である。

ベッド充足率は外来患者数の順調な増加により1年後に増加に転じた。地域にそれだけのニーズがあったということである。こうして最大の難問をクリアした。

地域医療への取り組みのためには、ほかにもやるべきことがあった。一つは訪問医療、もう一つは地域の在宅医療を担っている開業医の方々との連携である。しかしこの二つは思うように発展できなかった。

訪問医療部門

1990年に訪問医療部門を新設した。医療の責任は外来主治医がもち、訪問医療部はナース、理学療法士、ケースワーカーと統括責任者の私の4人という変わったシステムである。外来主治医は受け持ち患者の訪問医療の責任者として家族、訪問医療部スタッフの情報により、往診する、検査を指示する、患者を受診させるなどの指示をする。スタッフは主治医に訪問の報告をするほか、医療上の問題（薬の副作用、治療者との関係、家族の問題など）については訪問医療部のミーティングで意見交換して解決策を考える。そのために私が統括責任者になった。

利用者は順調に増え、スタッフも力をつけたようにみえた。しかし1993年に私が退職すると半年を経ずに廃止された。根付かなかったのは私の力量不足によるが、病院の改革とはリーダーの理念に左右されることを思い知らされた。

在宅医療を支える役割――病地連携

私の構想で頓挫したもう一つは病（院）・地（域）連携である。一般病院の入院患者の60％以上が高齢者という世の流れのなかで、老人医療に特化した浴風会病院の存在意義は何かを考えると、その一つは在宅医療に尽力している地域の開業医のサポートと思い至った。医師会の研修や講演会でつながりのあった杉並区医師会幹部と開業医の方々からの入院依頼を引き受け、退院後は主治医に戻す話を進めた。

だがこれには身内である医局内でさまざまな異論があった。集約すると、

・入院は病院の医師が外来で診察して判断するべき
・ターミナル（終末期）に近い患者を送ってこられる可能性がある
・在宅介護が限界というケースでの入院依頼が増える

といったもので、病院の主体性が失われるのではないかという、医療内部では当然の危惧、異論である。互いに違う立場で医療をしてきたので、いろいろな問題が起こりうる。

それらに対する私の考えは、

・病院の医師が地域の医師の上にいるわけではない、主治医の判断を尊重して受け容れる、患者の選りごのみをしたのでは病地連携は成り立たない
・ターミナルの患者とはそれまで在宅で家族、主治医が頑張ってきたということ、病院にはそれを引き継ぐ役割があるのではないか

・家族が介護に疲れて入院させた患者については浴風会病院がその後の施設入所、介護型老人病院などの相談に乗ればよい

といったことで、考えうる思惑違いの入院依頼は断るのでなくそれを通して学習していけばよいと応えた。しかし私の退職後、医師会との話し合いは病院側から打ち切ったという。医療者内部でも立場、職域が異なると厚い壁、高いハードルがあると思い知らされた。

老年精神科の取り組み

精神科病棟は48床で、私の前は非常勤医によっていた。着任した当時、入院患者の約60%はアルツハイマー病の2期後半以降の長期在院患者（老人施設で介護困難になった者と、外部からの紹介患者）、それ以外はアルツハイマー病1期、2期前半の患者と脳血管性障害、うつ病などの非痴呆性患者だった（アルツハイマー病のステージについては第7章3参照）。アルツハイマー病患者の大半は終身介護が前提だった。

そこで私は松沢病院や大学病院では得られなかった多くのことを学んだ。それとともに高齢社会のなかで老年精神科の果たす役割とは何かを考えさせられた。

そのことをアトランダムに記す。

アルツハイマー病の世界

アルツハイマー病患者、それも2期後半以降の患者をこれほどの集団でみたことはなかった。1年間は病室やデイルームで一緒にお茶を飲み、談笑しながらじっくり観察した。それは精神科病院の経験や教科書による知識とは別のものだった。

・夕方になると「お世話になりました。家に帰ります」と元気いっぱいに挨拶する女性（第6章「夕方症状群」参照）がいた。なぜ夕方になるとこんなに元気になるの？

・家族の顔も忘れ、言語崩壊で何を言っているのかわからない（ジャルゴン失語）患者たちが毎日集まって談笑している。どうやって仲間を識別しているの？

・自分の鏡像に話しかけるひとが何人もいた（第2章「アルツハイマー病の鏡症状」参照）。なぜか自分の鏡像にだけ。

たんなる物忘れ、言語機能の障害、鏡像が自分とわからなくなる……といった欠落ではディメンティアのひとびとの世界は理解できない。もっといきいきしている。このことはすでに越賀一雄が報告していた（「仮性対話」など）。精神医学には精細な症候学の蓄積がある。しかしそれらは症例報告や脳症状と精神症状の違いを論じたもので、アルツハイマー病やピック病の総体をとらえたものではない。

病棟で患者を観察しているなかで新たな発見もあった。何もない床からごみを拾うかのごとき行動を繰り返すのは、アルツハイマー病の行動異常ではなくベンゾジアゼピン系薬剤と関連していると気づいた。この薬はせん妄を高頻度に惹起していた。これらは今では常識となっているが、当時はベンゾジアゼピン系薬剤は安全な薬として広く用いられていた。薬の副作用については第7章5「抗認知症薬の問題」で取り上げる。

外来患者の増加

私が浴風会病院に勤めると、松沢病院時代につながりのあった福祉事務所のケースワーカーや保健所保健師から、在宅介護の高齢者の診察を依頼された。近くにある松沢病院に老人の専門病棟が新設されたが、家族が老親を精神科病院に連れて行くことに抵抗感があり受診しないという。

外来診察を請けるとその輪はどんどん広がった。そのなかに身体疾患を有する患者がいると内科に回した。それが近隣のひとたちに伝わると、精神科のみでなく他科の診察を希望するひとも訪れるようになった。こうして地域に外来を開く伏線はできていた。

治療型医療への移行

外来を開設すると入院の必要なケースも出てくる。老人医療では家族の「入院」要請には、治療の必要な場合と、終身介護の希望（家族が介護困難になったため）とが混在している。浴風会病院は社会福祉法人のため「お世話料」という名目の差額徴収はできないので、医療目的の「入院」に限定した。介護目的の「入院」は施設と介護型老人病院を紹介した。これにより、浴風会病院の精神科医療の役割を明確にすることができた。それはここで働き出して1年後のことである。

入院を必要とするのは、精神症状（妄想やせん妄など）の治療が外来では難しい、家族が疲弊している、一人暮らし、身体病（肺炎、骨折など）を生じたなどの理由からである。

精神症状が治まれば生活の場に退院できるケースは、在宅介護をサポートする役割と位置付けて入院を引き受けた。また身体疾患で一般病院に入院中、あるいはかかりつけ医から精神症状での入院治療を要請された場合も医療連携として受け容れた。

入院治療は必要だが、治ってももとの生活の場に戻ることが難しいケース（家族の事情、一人暮らし、病状の進行により家族介護が困難など）は入院の時点で、家族に退院後の生活の場（特養、介護型老人病院など）について病院ケースワーカー、自治体の福祉担当者などと相談するよう勧めて、退院時に混乱しないようにした。

それにより医療と福祉を線引きして、それらが重複している問題（高齢者では生活と身体疾患が絡むので大半がそれに相当する）についてそれぞれの役割を明確に振り分けることができるようになり、家族への取り組みもスムーズになった。

精神科医療体制

老年精神科を一緒にやりたいという精神科医が次々に現れ、精力的に診療、研究に取り組んでくれたことに助けられた。東京慈恵会医科大学精神神経科、昭和大学医学部精神医学教室は医師を派遣してくれた。こうして診療体制を維持できた。精神科の定員は3名プラス1名（副院長は定員外）となった。

特養へのかかわり

入院を治療目的に限定して以上のような線引きをしても割り切れない思いが残った。それは何年も外来でフォローしている患者が、ディメンティアの進行のため、あるいは家族の事情で在宅介護が困難になり、介護型老人病院に入院したり施設入所となることである。最後まで医療者としての責任を果たせないことの割り切れなさである。

それに対する答えの一つとして、新設特養に痴呆介護棟を設置してその医療を担当することにした。1987年に浴風会が杉並区の補助で新たな特養（第二南陽園）を増設することを知り、浴風会本部に1フロアを痴呆介護棟とするよう、その医療は精神科が受け持つと申し入れ、杉並区の了解を得て設計にも加わった。これにより福祉の医療にもたずさわるようになり、在宅－施設へのかかわりを点でなく線とすることができた。

他科との連携――身体の問題

老年精神科の臨床はつねに身体の問題が付きまとう。患者の多くは糖尿病などの慢性疾患や脳梗塞、心筋梗塞などの既往がある。また精神症状や異常行動がその身体的な変化や治療薬によることは珍しくない。浴風会病院では精神科の入院患者には内科医が第二の主治医としてついたが、それにより無痛性の心筋梗塞、無熱性肺炎、肺がん、膵《すい》がんなどが発見された例は枚挙にいとまがない。理由のわからない精神症状（せん妄を含めて）の背後に重大な身体疾患が隠れていることを念頭に置く必要がある。

また精神症状の治療の過程で薬の副作用や骨折などの身体的問題を生じると、直ちに内科医、整形外科医などの治療が必要になる。眼科、皮膚科、泌尿器科、婦人科、歯科のニーズも高い。

一般病棟での精神科医の役割

精神科医には一般病棟での役割がある。身体疾患で入院した患者にせん妄や精神症状が生じるのは高齢者医療の特徴である。各科共通の問題であるせん妄はそれぞれの科で適切に治療、ケアされるようになったが、その枠に収まらない場合には精神科医の出番である。そのときに身体疾患や現在の病態、その治療について主治医から説明を受けることで身体疾患を学ぶことができる。それと同時に向精神薬を使う場合にはその影響を説明する。このような信頼関係なしに連携は成り立たない。

重篤な身体病のかげにうつ病が

脱水、熱中症、肺炎などで救急搬送された高齢者のなかに、うつ病やディメンティアの患者がいることがある。それに気づくのはICUや内科病棟のスタッフである。その具体的なケースは第4章の「コタール症候群」の項で述べるが、身体的治療のかかわりで精神的問題に気づくのはふだんのケアがメンタルな面にも目を配っている証《あかし》である。連携はそういう形で現れる。

うつ病は一般病棟でよくなる

うつ病や神経症圏の患者は一般病棟に入院するとよくなる。うつ病治療の第一は休息だが、自宅ではひと目を気にして日中に臥床していられないことがある。その場合には入院を勧めるが、精神科病院（病棟）では、生活リズムを正す、作業療法、レクリエーションなどが柱で、うつ病患者はおちおち休んでいられない。ところが総合病院でかかりつけの科に入院させてもらうと、他の身体病の患者と同じくベッドに寝ていられる。その治療効果は絶大である。うつ病治療は身体病に準じるとよい。

一般病棟に精神科の患者を入院させるにはナースらの了解を得なければならないが、医療職の精神科患者に対する偏見は強い。それは多くの病院に共通している。私も歓迎されていないことは伝わってきた。しかしうつ病患者は概して生真面目で礼儀正しい。ＡＤＬ（日常生活動作）は自立していて身体的なケアも不要である。実際に接するとナースらにとって歓迎すべき患者なので抵抗感は薄れ、うつ病、神経症、妄想などの患者の一般病棟への入院は広がり、一般病棟の個室の３分の１から２分の１を占める状況が常態化した。

杉並区さんあい公社

精神科は他の身体科に比べると社会資源との接点が多い。福祉事務所、保健所、福祉施設、地域で活動しているグループなどだが、多くは病院（医療機関）という城に籠もってのかかわりである。ところが福祉の現場に出向いて老年精神科医として仕事する機会をもらった。それは１９９１年に杉並区が設立した福祉公社さんあい公社との出会いである。

福祉公社とは、自治体が外郭組織として高齢者の生活支援などのために財政支援して設立した、住民参加型（協力員という有償ボランティアによる）の非営利団体をいう。1980年に武蔵野市が資産を担保にしてホームヘルプなどのサービスを終身保証することで全国に知れわたり広まった（世田谷区ふれあい公社、台東区おとしより公社、調布ゆうあい福祉公社など）。

さんあい公社の医療面は杉並区医師会が担当したが、医師会の了解のもとディメンティアに関する問題は浴風会病院精神科でと依頼された。私が担当したのは家族を対象にした痴呆医療相談、協力員の研修、事例検討などが主な仕事で、1993年の浴風会病院退職後も続いた。この仕事を通じて、高齢社会での介護の中心テーマはディメンティアであることを実感した（2000年の介護保険制度が身体介護を柱にしているので、この制度と実態との乖離は予測できた）。

もう一つの収穫はボランティアについて認識を改めたことである。当時ボランティアは〝福祉行政の穴を補塡する〟と批判する者がいた。しかし協力員と接して、市民のほうが進んでいると実感した。ある商社の要職にあった男性が「ひとにかかわる仕事がしたかった」と応募したように、彼らは「隣人とふれあい、励ましあい、助けあう」という理念に共鳴して自発的に参加し、意欲的だった。公的ヘルパー（無料）でなく、さんあい公社（有償）にヘルパーを依頼する家族が少なくなかったのはケアの違いが認識されていたからである。ちなみに協力員は1214名、利用者は1044世帯（1995年）。

利用者と家族とのかかわりを通して協力員の理解や考え方が変化していく。ボランティア活動が〝ひとのため〟ではなく、〝自分のため〟にあることはコーディネーターとの往復書簡（頼富淳子『けやき通りの四季』）を読むとよくわかる。

さんあい公社は介護保険発足後の2003年に廃止され、事業は社会福祉協議会に移行された。住民に支持されていても行政に組み込まれたボランティア活動の限界を示している。杉並区だけでなく多くの福祉公社が似た道をたどったが、武蔵野市福祉公社のように財団法人として事業を継続しているところもある。

私にとってさんあい公社での体験は、医療の場の外側から医療を眺め、医療を考える貴重な機会になった。

5　老年精神科医としての広がり

私は1993年52歳で浴風会病院を退職した。それは50歳以降は医療の第一線から退いて自分本位に生きようと思っていたことと、医療行政がアメリカの医療経済学を下敷きにした方向にどんどん進むなかで、医療・福祉予算が社会保障費削減のターゲットとなり、その診療報酬に縛られていては医療をする気がなくなったからである。一介の勤務医なら自分の医療ができる（採算は気にしないで）が、病院の管理職ではそういうわけにはいかない。

もう一つの動機は、精神科病床をディメンティア患者に転じる施策が鮮明になったことである。私は10年余にわたってディメンティア患者が地域や家庭で暮らせるよう医療に取り組んできたが、現場の取り組みが何も反映されないことで無力感に襲われた。精神科病院には「生活」はない。ケアのノウハウもない。身体疾患への保証もない。

わが国は先進国のなかで精神科病院の入院患者数が突出して多く、国際的に非難されてきた。その対策として国は長期入院患者の退院を促進して、空いたベッドにディメンティア患者を収容することにした。精神科病院の経営のためである。

ともかくのんびりしたい、自分の時間をもちたいと、次の生活設計もなしに退職したが、思いがけず福祉関係のひとびとから相談や研修、講演会などが持ち込まれた。組織に属さない身にはひとや組織とのつながりは有り難かった。そしてそれらは医療を外側（福祉）から眺める機会になり、医療の世界にいたときとは違う視点を与えられた。それが老年精神科医としてのありかたを広げたように思う。

福祉から医療を考える

高齢者の在宅ケアや施設ケアにたずさわっているひとたちからの医療的な相談や研修の話は、医療の経験が役に立つなら、といった軽い気持ちで引き受けたが、家族教室、介護講座、講演会、事例検討会、新人研修、現役者研修と必要とされる場は広がった。

医療相談は薬の副作用の問題、診断や治療の問題、家族関係、医療者（機関）の問題など多岐にわたるが、福祉の現場では治療はしない。相談された問題を整理してスタッフや家族がその治療関係のなかで主体的に医療者と相談できるようにするためのコンサルテーションである。相談者の多くは治療者との関係がうまくいかないために訪れる。信頼できる医療者（機関）を探すこと、主体的というのはそういう意味である。医療の批判や悪口を言うのではなく、自ら力をつけることが必要だ。家族、スタッフは高齢者を護る役割がある。

福祉現場には医療（者）に対する根深い不信感がある。それは医療サイドが作り出している面が強い。医療者は往々にして生活の場を医療管理下に置こうとする。だがそれが家族の生活を規制したり、入所施設のケアの限度を超えることがある。生活の場での医療はその生活のなかで考える必要がある。

精神医療に対する不信感はとりわけ強い。そのため家族やスタッフは、せん妄や妄想などの精神症状があっても医療を利用せずに、ケアで治そうと頑張る。だが病的な問題は医療の対象であって、ケアで治せるわけではない（すべてということではないが）。医療による問題とは薬漬けで歩けなくなった、食欲が低下した、過鎮静で人間らしさを失ってしまったなどだが、不信の原因はそれらの問題への対応が不適切なためである。

医療は科学ではないと言ったのは碩学《せきがく》川喜田愛郎（千葉大教授、ウイルス学、医学史『近代医学の史的基盤』〔岩波書店〕は名著）だ。川喜田によれば医療は薬害、誤診を修正しながら組み立てる実学である。医療者はそのことに敏感でなければならない。高齢者がこれだけ広範に向精神薬の治療を受けるようになってから20～30年の歴史しかない。老年精神医学は試行錯誤を繰り返しながらその経験を積み重ねている時期なのだ。

福祉の利用者は障害や病気を抱えているので医療のかかわりは不可欠である。医療者は自分の管理下に置こうとするのでなく、福祉スタッフと相互の専門性を認めあうことが前提である。家族や福祉スタッフが医療による問題を指摘したり糺《ただ》したりするのは当然である。それが誤解や医学の知識不足によることもあるが、その場合には指摘すればよい。それにより互いに学ぶことができる。連携とはそのような専門性を認めあってはじめて成り立つ。

地域医療にたずさわる

私は52歳で臨床の第一線から身を引いたといっても、全く縁を切ったわけではなく、東京の下町の精神科クリニックと長野県の山村の総合病院でそれぞれ週1回の精神科診療を受け持った。どちらも積極的に地域医療に取り組んでいる。いつの間にかそれも20年近い。精神科を標榜しているので一般精神科外来と共通の統合失調症、躁うつ病などが半数以上を占めるが、3分の1以上は高齢者である。それも地域で暮らしている老年精神科の対象者である。精神医学の分野で老年精神医学の研修が必要な時代になったことを物語っているが、まだ一般精神科の付けたしですまされている感がある。精神医学が高齢社会に対応できていないということであろうか。

都会の精神科クリニックと、農山村での精神科臨床の実際を概観する。

浜田クリニック

浴風会病院を退職したあと、松沢病院時代以来公私にわたって兄事してきた浜田晋（1926-2010）先生のクリニックの留守居役を頼まれた。浜田クリニックは精神科クリニックの草分けであり地域精神医療のシンボル的存在である。浜田は松沢病院在籍時では神経病理学的研究で日本精神神経学会賞を授与されるなど学究人で、東大精神医学教室講師に招聘される。しかし大学病院に絶望し、小坂英世、金松直也らを通して地域精神医療に関心をもつ。松沢病院に戻り東京都精神衛生センターに出向して地域を回り、精神科病院には受診しない統合失調症の患者を目の当たりにした。

1974年に浜田クリニックを開設。生活と仕事の場が一体の下町（山谷も近い）で町医者となった。この時代には精神科クリニックが経営的に成り立つ保証はなかった。しかし氏のあとに続いて地域で精神衛生に取り組む精神科クリニックは全国に広まった。浜田クリニックはそのシンボルであり続けた。浜田亡きあとは梶原徹がその遺志を引き継いだ。

浜田については『外来精神科診療シリーズ第1巻』（中山書店）に記した。

浜田クリニックの患者の多くは、私のこれまでの精神科（老年精神科も含めて）の経験を超えていた。街中や待合室では独語空笑しているが診察場面での対話はまとも、毎回荒唐無稽な妄想や支離滅裂な話を大真面目に話して帰っていく患者。区役所で担当者の態度が悪いと怒って大暴れしたあとに何食わぬ顔で受診するつわ者もいる。浜田はそれを治そうとしたり、糺そうとするのでなく彼らをありのままに受け容れて寄り添う。患者の家に往診して家族に怒られることもあった。その帰りに居酒屋のなかから声がかかると一緒に飲む。それが自然体なのだ。腹の据わった町医者であろうとした。だがその一面、最新の医学知識の吸収に貪欲で、若いドクターに教えを乞うことを好んだ。

とはいえ氏の臨床のベースには松沢病院で培った神経病理学、記述現象学がある。「医療は志だけではできない」(『街角の精神医療』)と語っているのはそういう意味であろう。あとに続く者にとって重い言葉ではある。

山谷の住人の多くは高齢化していた。しかし彼らが生きてきた歴史を聞くと一人ひとりが多彩で個性的だった。高度経済成長期に山谷の生活を謳歌し、不況になるとしたたかに生きた。歴史の表とは違う人民の歴史があった。所詮〝よいことは最後、悪いことは最初〟とはいえ、目を瞠ったのは彼らがそれまでの人生を悔んだり、ひとを恨んだりしないことである。老いもその延長線上にあって明るい。「健康長寿」という言葉がそらぞらしく思える自由奔放な老いである。その一部は第5章以降に紹介した。

富士見高原病院

医療の第一線を退いて、私の医療観に大きな影響を与えたもう一つは、長野県富士見高原病院とその関連施設とのかかわりである。

私は50歳で退職して妻と八ヶ岳山麓で暮らすつもりで、48歳のときに標高1300メートルの山中に家を建てた。東京での仕事が切れなかったため週の前半は東京、後半は八ヶ岳という生活が30年近くになる。山の暮らしは素晴らしかった。小鳥やリス、テン、ウサギ、シカ、キツネ、タヌキ、ヤマドリ、ハクビシンが訪れ、30種類以上の花が庭一面に咲いた。15分も車を走らせると観光ルートから外れた高原の一角に足の踏み場もないほどニッコウキスゲ、ヤナギラン、マツムシソウなどが咲いていた。冬はバックカントリースキーで森のなかを歩き、夜はベランダでダイヤモンドダスト（マイナス20℃になる）。地元のひとも知らない八ヶ岳の自然が日常生活の一部となった。

そこに居を構えて間もなく、富士見高原病院で週1回の外来を担当することになった。当時の井上憲昭院長とは信州大学時代に接点があり、地域医療には精神科が必要と依頼されたことによる。富士見高原病院の前身は1926年に正木俊二医師により開設された結核療養所（富士見高原療養所）である。堀辰雄、竹下夢二、呉清源らが入院したことで知られる。1981年に井上院長によって長野県厚生連傘下の総合病院となり、地域医療の中核病院となった。

週1回の外来診療でできることは限られているが、2～3年間地域医療に貢献するもよしと引き受けた。そこで農山村のひとびとの精神的問題に接することとなった。精神科外来が開設されると年余を経ずに患者数は1日に30～50名余となった。10年後に病院に精神科常勤医が着任したのを機に、私は同病院関連の原村の診療所に移った。

患者の一群は一般的な精神科外来と共通、それ以外に高齢者の精神症状とりわけディメンティア（痴呆）に関する近隣の市町村の内科医からの照会、ケアマネージャー、保健師からの相談が少なからずあった。農山村でも老年精神科の役割が求められた。

興味を惹かれたのは、精神科病院や総合病院精神科には受診しないが、〃身近にあるから〃と富士見高原病院の精神科を訪れた農山村の人たちである。精神症状に特異なものがあるわけではないが、仕事（農業）や家族、加齢などによる精神的問題を抱えていてうつ病、妄想を生じる者も少なくない。だが都市部でみるのとは違う特徴に気づかされた。多くの高齢者は〃自分たちのために〃農業を続けている。農作業のことを聞くといきいきと話をして止まらない。おかげで農作業の極意や野菜についての知識が増えた。農作業に定年があるわけではないので、彼らはこれまでどおりの生活をマイペースでやっている。そこに居場所、役割がある。精神面の活力にもなっている。それが都市部でみた高齢者との違いのもとかもしれない。

しかし農山村でも一人暮らし、高齢世帯が増えている。都市部より顕著かもしれない。家族は同居しているとしても農業から離れていることが多い。そのためデイサービスが積極的に利用され、孤独、孤立、精神的貧困化の予防に役立っている。だが要介護状態になると、家族による在宅介護には限界があるのは都会と同じで、特養、老人保健施設、グループホームなどの需要が高まっている。

八ヶ岳の広大な山麓には都会からの移住者も多い。初老期に第一線を退いたり定年を機に、自然のなかで暮らしたい、農業をやりたいと夫婦で移住したひとたちのうちで、それがもとで精神的問題を生じることがある。多くの場合、男性は退職してそれまでのしがらみから離れ、〝こういう生活がしたかった〟という思いが強い。彼らはいきいきと田舎生活を楽しんでいる。それに対して女性はそれまでの地域での人間関係（近隣、家族など）や生活（趣味、社会的活動など）を棄ててきた。移り住んだ地域でそれに代わる人間関係を構築するのは容易ではない。夫に共鳴して移住しても1年、2年経つとうつ病になることがある。こんなはずではなかったと夫を置いて都会に戻った女性がいる一方で、移住したことがうつ病の原因とは気づいていなかった女性もいる。後者は夫婦で話しあい、生活スタイルを組み替えた。それまでに3年かかった。彼らは新しい地域での人間関係を構築していたのでそれに支えられた。仲間もまた移住者である。旧い住民と移住者とが交わる場や機会は少ない。

移住は老いをいかに生きるかの大きなテーマである。そのことについては拙著（『「老い」を生きるということ』など）に記したが、次章以降に述べる事例のなかで取り上げる。

本章では私の精神科医としてたどった道を、その時代背景などとあわせて概観したが、こうして振り返ってみると医療という仕事はどんな場でも新しいテーマに出会えるものだと実感した。私は52歳で医療の第一線から身を引き、医師の学会や研究会などとも縁を切ったとはいえ、その後もささやかだが医療にかかわり、福祉の現場ともつながりをもってきた。精神科病院や大学病院だけでなく、老人病院、総合病院、町の精神科クリニック、そして福祉の現場などである。そこには生活している高齢者、家族とその暮らしがあった。

妄想の背景に家族の歴史がある。かつていじめられ泣いた嫁が反撃に出たのかもしれない。〝年寄りに優しく〟と諭《さと》すより、いがみあいながらでも一緒に暮らしている現実を認めることであろう。

不潔で非衛生的、食生活がメチャクチャといった生活スタイルは、彼らが何十年もそうして暮らしてきた現実なのだ。健康的な生活、正しい食生活を押し付けることはない。母を一人で介護している娘が、朝出勤するときにおむつを何枚も重ねて、夕方帰宅するまで外せないようにしていた。それを虐待という前に、「これまでよく頑張ってきた」と評価することだ。

生活にかかわると、医療のできることは限られている。その医療の基準や世間の常識で裁いて解決を急ぐより、彼らの生活をいったんすべて肯定して、それを引き受けることから始める。そうすると思いがけない展開がある。どこかから助っ人が現れたり、社会資源とつながったり、本人が立ち直ったり……。そこに公式はないので他の患者には通用しない。臨床とはすべて応用問題なのだ。マニュアル化はできない。

社会やその変化から切り離して病院に囲い込むのとは違うものをたくさん経験した。高齢社会の道筋のなかで生まれ発展した老年精神科の存在意義はそこにある。認知症を囲い込み薬物治療に専念するより、社会に出て「老い」に向きあうと老年精神医学は豊かになるだろう。

第2章　老年期心性の特異性と不安・抑うつ

高齢者の精神科臨床で、多彩な精神症状の背景に老いに対する不安と抑うつがあることを実感した。それはふだんは漠然として深く沈潜しているが、日常のさりげないエピソード（腰痛や風邪、些細な人間関係のトラブル）をきっかけに妄想や不安障害、うつ病として姿を現す。それら精神症状は一般精神科臨床でみるものと変わらないが、老いへの不安・抑うつという視点でそれらをみると、老いを生きる精神的な営みに目を向けざるをえない。

老年期の精神的問題を理解するためには、その年代の心理的特性をふまえる必要があることはいうまでもない。それぞれの年代に特有の心性がある。思春期・青年期の心性は自我の発達とその危機を反映している。中年・初老期では社会的な役割や人間関係の変化にともなう不安や抑うつを基盤にする。それに対して老年期心性を特徴づけているのは、老いそのものである。根底には自らの老いを見通せないことからくる不安がある。老いの多様化はそれに拍車をかけている。

老年期心性を取り巻く課題として喪失体験、孤独・孤立、死の現前化、適応を取り上げて以前に論じたことがある（『高齢者の孤独と豊かさ』『高齢者の喪失体験と再生』）。いずれもどの年代にも遭遇することだが、それぞれに老年期特有の問題がある。喪失体験では喪った対象に代わるものを手に入れることは難しい。孤独は一人暮らしという生活形態だけでなく、老いそのものの本質として体験されるために、孤独に耐える力を身につけているかが問われる。死は高齢者にとっておびえの対象ではなく、限られた時間の生という精神的拘束感をもたらす。これらは別個の問題なのではなく、どの角度から老いを捌《さば》くかの切り口を示している。

喪失体験や孤独は精神的平衡を突き崩す要因でもあり、それらを通して日々新たになっていく原動力でもある。衰えに向きあうことで内面を深める。年をとってはじめてみえてくるものがあるというのは悲哀、孤独を体験したゆえである。老いの豊かさとでもいうか。

世阿弥は『風姿花伝』のなかで、能のシテは34～35歳のころがまことの花を極める盛りで、あとは年をとるにつれて下っていくばかりと語る一方で、父（観阿弥）が52歳で亡くなる直前の舞をみて、枝葉少なく老いて花はいよいよ盛りにみえた、それは若いころからの修業で身につけたまことの花によるものなのだ、と記している。高名な能楽師の舞は50代、60代を超えてから深みを増す。身体的な衰えを超えてそれを可能にしているのは若いころからの修練なのだ。老いの円熟にはそれまでの生き方が内包されている。

老いをどう生きているかは、それまでをどう生きてきたかを映し出す。人格の発達にゴールはない。そのことをふまえて老いの不安・抑うつの背景をみていく。

1　鏡に映る自分に愕然とする――老性自覚と老いの否認と

老いは突然始まるわけではなく、しかし前日とさして変わらないというささやかな変化の集積として確実に進行していく。そのため自分が年をとったと自覚するのもひとさまざまである（「老性自覚」）。50代でそれを感じるひともいれば、80代でもそれを認めないひともいる。多くはあるきっかけで変化に気づく。あるひとは体力の衰えを感じたときに、あるひとは鏡に映った顔のしわで、というようにだがどれも突然生じたのではない。

「実感されえないもの」

ボーヴォワールは老いをサルトルの「実感されえないもの」の一つとみなしている（『老い』）。サルトルの「即自」（存在）と「対自」（無）は彼の思想の根幹をなすものだが、「実感されえないもの」は「対自」の重要な背景である。彼は人種、身分、顔の美醜などはふだん実感されていないが、他者の眼差しや言葉によりそれを意識するという。それが「対他存在」ということである。しかし自分が俗悪だと他人から言われたとき、俗悪なひとを思い浮かべてその語を自分に結びつけるが、その意味まで自分と結びつけることはないというように、「それらの実感されえないものは、ただ単に、実感されえないものとしてわれわれに提示されるだけではない。事実、それらが、実感されえないものという性格をもつためには、それらを実感することをめざす何らかの企ての光によって、それらが自己を開示するのでなければならない」（『存在と無』3　人文書院）と主張する。

老いも周囲の態度や眼差しや言葉から意識させられる。電車で席を譲られたとき、おじいさんと呼ばれたとき、思いがけない失態（仕事上のミスやもの忘れ）をしたときの周囲のいたわりや部下の冷たい視線など。だが自分もそうみられるようになったのかと思う一面で、他人がみているようには自分の老いを認めているわけではない。ボーヴォワールはそのことを「彼はこの現実を身に引き受けなければならない。その引き受け方は数多くある。しかしそのどれも、私が身に引き受ける現実と私とを一致させることを可能にしてはくれない。老いは私の生にとって一つの『彼岸』であり、私はそれについて十全な内的経験をもつことができない」という。

鏡に映る自分の老い――鏡像

鏡に映る自分の顔のしわや白髪をみて老いを自覚することもその一つであろう。しわや白髪がある日突然生じたわけではない。老いの自覚のきっかけに過ぎない。

アメリーは今や古典になった『老化論』で、鏡に映った黄色腫に向きあうひとの老いに対するアンビヴァレントな感情を記している。このひとは、まだ黄斑が現れていないときから鏡を前に苦痛に襲われていた、その苦痛の奥底には老化に対する恐怖、つまり自我に対する驚愕があった、だがそれは非自我でもある。こうして毎朝鏡に映る顔に老いを目撃しながら、まだ老いていないと喜ぶ。それは「自己陶酔的憂うつ」なのだと皮肉っている。

鏡像と自我についての所説は多い。精神発達との関連が強いテーマだからであろう。その一部を年代を追ってみてみる。

乳幼児期では、ラカンの「鏡像段階」が知られている。彼は鏡像と自己の認識の関連を、自我の構造を想像上のもの、現実のもの、象徴的なものの3段階に分けて、生後6か月から18か月の間に、鏡に映る自己をみてそれを自己と同一視して身体的統一感をもつとみなした。鏡像とは想像上の自我像であって、幼児の現実とは一致しない、主体と自我の食い違いはこの時期から始まると説いた。

思春期では摂食障害の患者が鏡像と向きあう。そこには鏡像と自我の乖離がみられる。ある若い女性は摂食障害で体重30キロのガリガリに痩せた身体を鏡に映してうっとりとしていた。彼女は中学生のときに長姉が職場で妻子のいる上司と不倫関係にあることを知り、自分が大人になることを恐れた。彼女の摂食拒否は成熟（大人になること）の拒否を意味している。そこにみられる自己愛をフロイトがナルシシズムと呼んだのは、ギリシア神話のナルキソスが水面に映った自分の顔に恋をするという呪いを受ける挿話による。今やナルシシズムという言葉は巷間に広く知られている。

ボーヴォワールの鏡像論

ボーヴォワールも老いを鏡像から論じている。彼女は『老い』のなかで、青年期の自己認知の危機は、身体の変化に不安をもち、自分が過渡期にあることを自覚しているが、年をとると重大な身体的変化を経験することなく、他者を通して老いを自覚すると語って、アラゴンの小説『死刑執行』を挙げている。

その小説は、主人公が鏡のなかに自分の映像がみつからなくなるエピソードから始まる。それは、つまり彼はもはや自分をみることが不可能になり自分が何者かがわからず困惑していることを表している。三輪秀彦はそれを70歳を過ぎたアラゴンが、自己のリアリズムへの自己批判として、もはや自分をみることが不可能になり、自分が何者かわからなくなった人格の分裂を語っているのだという（『新集世界の文学』34　中央公論社）。

自画像と「個人」の確立

自画像は鏡像と表裏一体の関係にある。鏡なくして自画像は描けない。自画像の歴史をたどると鏡の技術革新と軌を一にしていることがわかる。14世紀にガラスの裏に錫《すず》を張り付けた鏡が開発され、それまでの金属（銅など）を磨いた鏡とは比べものにならないリアルな鏡像が得られるようになった。こうして自己を他者としてみつめることが可能となった。

この時代に阿部謹也は「個人」の意識の確立をみた（『「世間論」序説』）。阿部は、ヨーロッパにおける個人と人格の成立は12世紀ルネサンスに遡るが、この時代になってさまざまな階層のひとびとがその時代をどう生きるかを模索し始めた、それは6世紀ごろから始まっていた「告白」を、1215年のラテラン公会議で1年間の罪を司祭に告解すると義務付けたことによって、自己を内省する精神的な営為が根付いたことによると記している。ヨーロッパ社会における「個人」の意識の背景にはキリスト（神）がいるが、わが国でそれに当たるのは「世間」である、その違いが個人についての認識の違いにつながっていると阿部は主張する。

近代的な自画像はデューラー、レオナルド・ダ・ヴィンチなどにより15、16世紀のルネサンスにヨーロッパで多く描かれるようになった。レンブラント、ゴッホ、ムンクなども多くの自画像を残している。自画像は自己の容貌を通して必然的にその内面（精神性）を語る（田中英道『画家と自画像』講談社学術文庫）。有名なデューラーの自画像は正面像である。彼が、キリストを描くときにしか用いられなかった正面像で自分を描いたのは、自身をキリストになぞらえたからだといわれている。デューラーが29歳のときである。

このように西欧の自画像には、キリストと向きあう自我が籠められている。わが国でも明治時代になって自画像が描かれるようになるが、その多くは肖像画であって自己の内面を吐露する迫力に欠けているのは、そこに対峙する神がいないためといわれる。

自画像でも老いは重要なテーマだった。レオナルド・ダ・ヴィンチが60歳ごろに老いの寓意画として描いた自画像は真に迫るものがある。またレンブラント、ムンク、ピカソらは若いころから老いるまで自画像を描き続けた。レンブラントの若いころから老いるまでの自画像（油彩だけで60点余）は彼の人生と精神の軌跡として知られるが、不遇だった彼の晩年の自画像は穏やかな表情と透徹した眼差しがみるものに強い印象を与える。

アルツハイマー病の鏡症状

老年期にはアルツハイマー病の鏡症状がある。同病患者の約20％にみられるもので、鏡の前に立って自分の鏡像をみつめ話しかける特異な症状である。自分の鏡像だとわからないと説明されるが、必ずしもそうとはいえない。患者の後ろに立つと振り返る。ということは鏡像を認識できることを物語っている。ところが自分の鏡像について聞かれると、躊躇なく自分でないと答える。では誰かと問うと、姉とか知らないひとと言い、答えは一定しない。アルツハイマー病の女性は「私はこんなに年をとっていない」と即座に否定した。

鏡症状のもう一つの特徴は自分の鏡像に話しかけることである。挨拶したり、ニコニコ話しかけたり、なかには殴りかかって鏡を割った患者もいる。話しかけるのは自分の鏡像だけで、周りのひとに話しかけることはない。これは自己鏡像が彼らにとって特異な意味をもっていることを推測させる。この症状は言語機能が低下した段階にみられるので、内界は知ることはできないが、たんに自己鏡像がわからなくなったのではなく彼らの世界を生きていることを示唆している。

鏡のなかに自分の老いを見て愕然とするところに自らの老いの否認を垣間見ることができる。前の日にその老いは目に入らなかった。アメリーはそれを自己陶酔と言うが、老いの現実とその否認は次第にその比率を入れ替えていく。にもかかわらず否認の意識が消えることはない。それが老いの不安と抑うつに結びついていく。

2　老年期の抑うつ

鏡に映る白髪やしわに愕然とする話からは、老いが実感されていないのみならず、老いを否認していることを思わせる。鏡像と自我には深い溝がある。それにしてもなぜ老いは否認されるのか。老いはここからと線を引くことができないにもかかわらず、いつの間にか忍び寄る。ところが自分がどのように老いるかはみえない。その老いは一般論ではなく、他ならぬ自分の老いだがそれがわからない。そこからくる不安・抑うつも意識されることなく潜航する。

老いは形がみえない。輪郭がなく、漠然としている。だが実体がないのではなく、しわ、白髪、病として姿を現す。そして死の現前化。それは生が限られた時間であることを意識しつつ、それが明日ではないと思うアンビヴァレントな状態を揺れ動いている。老いとは、〝まだ老いていない〟と保留しながら、このような対象なき不安・抑うつを生きることである。

ふだんはそれを意識することはないが、些細な体調不良が沈潜していた不安・抑うつと結びつくと、妄想やうつ病、不安障害として浮かび上がる。一人暮らしを謳歌している高齢者が風邪や腰痛で寝込むと、うつ病に追い込まれる。彼らは〝元気〟だった。だがその裏には、一人暮らしを続けられなくなる寝たきり、ボケへの恐怖が潜在していた。風邪や腰痛はその不安を顕在化させたきっかけに過ぎない。

「真の個性化」

老年期の抑うつは中年・初老期に始まる。ユングは、中年期を「人生の正午」と呼び、人生の前半生は上昇、発展、進歩という外的適応が主たる課題であり、後半生にそれらは下降していくという。現代では正午は中年・初老期とすべきかもしれない。それでは後半生の課題とは何か。それは個人の精神的（スピリチュアル）・文化的な価値体系の地平を広げることであり、それをユングは内的存在に価値を置く「真の個性化」と言った。個性化とは「自分らしさ」と言い換えることもできる。

後半生は社会的な制約や家族のしがらみから解放され、自分らしさを拓いていく時期である。下降線をたどりながらも、自由な精神性を広げることができる。それは老いの豊饒化をもたらす。前半生の課題が縦軸方向の上昇であるのに対して、後半生は水平軸方向の広がりである。この価値の転換がうまくいかないと、人生から目標も意味も失われて、人生が空虚で無意味なものとなり抑うつが生じる。定年退職後のうつ病がそれを物語っている。

中年・初老期の抑うつが社会的な喪失体験をもとにしているのに対して、老年期の抑うつは、自身の老いの不安による。80代、90代をいきいきと活動しているひともいれば、60代にアルツハイマー病となる者もいる老いの多様性を目の当たりにして、自分の老いをイメージできない。中年・初老期が外的なことから自らの老いを認識することが多いのに対して、老年期は内的である。それが身体的な不調や人間関係のトラブルで顕在化する。

そのことを事例でみてみる。

〔事例〕教職にあった65歳の女性　5年前に夫の定年を機に山村に移住していきいきと活動していた。しかし夫が脳梗塞で入院した報せで、胃痛、吐き気、食欲不振、不眠に襲われた。夫の脳梗塞は軽く1週間で退院したが、彼女の胃痛は続き、睡眠障害、食欲低下、意欲低下もおさまらず、体重が1か月で5キロ減少。精神科に回され不安焦燥の強いうつ病と診断された。抗うつ薬で1か月後に症状は緩和され、4か月で治療は終結した。

彼女は症状がやわらぐと「夫の入院を知らされたとき、これからは一人で生きていかなければならないと思ったら胃に痛みが走った。40代に十二指腸潰瘍をしているので、その再発かと思った」と話した。

自信に満ちて中年・初老期を生きてきた彼女が、夫の入院でその死を思い浮かべ、一人暮らしの不安に直結した。彼女が活動的な暮らしを謳歌していたのは、内在するその不安の裏返しであろう。夫を案じての不安ではない。それは彼女の完璧主義的な性格が与《あずか》っている。これまですべてを自分でコントロールしてきた彼女にとって、夫の病気と自分の老後は予測不能のことで、その不安からうつ病へと追い込まれた。うつ病は直線的な因果関係によるのでなく、複合的な構造をもっていることが多い。高齢者ではその傾向がより強い。

彼女はうつ病のあと、内在していた不安を直視して、それが移住したときからのものと気づき、改めて今の生活を続けていくことを選んだ。病気が自分を見直すきっかけになった。

3　老年期の抑うつの背後にあるもの

老いを考えるとは、限られた時間を生きる者がどのような思いで生きているかに思いをはせることである。そのような視点から、死の現前化と時空間意識、喪失体験、孤独(孤立)、適応について老年精神科臨床を通して考えてみる。

死の現前化

老年期の不安の背景に老いの多様化があることはこれまでみてきたが、不安を強め抑うつ的にしているのは死の現前化である。といっても死におびえているわけではない。ジャンケレヴィッチは、ひとが死を実感したときにそれにおびえているわけではなく、未来が狭まっていく不安が大きいと述べる(『死』)。人生に残された時間が限られていることへの不安である。それはよく言われる死に向かって生きるといったことではない。死が現前化しているといっても、それは明日かもしれず、5年後かもしれない。わからないなかでつねに死を意識して生きる、それが老いである。

高齢者にとって死は一般論としてではなく、自分個人の問題である。高齢者は死におびえているかといえば、必ずしも（多くはというべきか）そうではない。むしろ淡々としている。配偶者や同胞、親しい知人の死、子の死に際しても、冷静に受け止め家族の苦悩を気遣ったりする。それは死を〝やがてくるもの〟として受け止めていることを物語っている。

だが悲しみの感情が色あせているわけではない。それは自分の子や孫の死に直面したときによく表れる。冷静さを失い、深い悲しみに沈むことが少なくない。吉行あぐり（当時95歳）は新藤兼人（同90歳）との対談で、87歳のときに息子（吉行淳之介）を亡くした体験を語っている。両親や兄弟の死に涙を流したがその死に実感はもてなかった。しかし淳之介の死は例外だった、子どもに先立たれることは辛い、今も遺影にお茶、お花をあげている、2人の亡夫（吉行エイスケ、辻復）にはそれはしていない、夫婦はやっぱり他人ですからという。息子は自分の一部ということだろう（『生きること老いること』）。

この対談で新藤は「死ぬことは生きること」と言う。その意味は亡くなったひとを思い出して喜び、寂しくなくなるのは心のなかに生きている、つながっている、そう思えるからひとは生きていけると語っている。他者の死、自分の死についての思いは、そこにいたる関係性を映し出してさまざまである。

高齢者はしばしば子や孫に先立たれたとき〝代わってあげたい〟と言う。この言葉には喪った者たちへの悲しみの気持ちだけでなく、生き残ったことに対する後ろめたさが込められている。それは自然災害や山岳遭難のときに救助された者にみられる死者たちへの負い目（「サバイバーズギルト」）と共通している。

老いの時空間意識

年をとると時間の経つのが速いとよくいわれる。「生涯のある時期の時間の心理的長さは年齢の逆数に比例する」というジャネーの法則がそれをよく言い表している。20歳のそれは20分の1であり、60歳では60分の1ということである。

「年をとると1日は長く、1年は短い」というベーコンの箴言《しんげん》も老いの時間感覚を言い表している。1日の長さは経験の質に、1年の長さは経験の量により規定される。ものごとに熱中して取り組んでいるとき時間が経つのは速く、1年は長く感じる。それに対して何もしないでいると時間は止まっているように感じられるが、1年を振り返ると短いと感じる。

アメリーの『老化論』

堀秀彦は、年をとるとは死に近づいていくことだと思っていたが、70歳ごろになったとき死の方からどんどん近づいてくると気づいた（『年齢《とし》をとるということ』）。だが老人は、明日死ぬとは思っていない。もっと先のことだ、と言う。

老年期の時空間意識は死の拘束を受ける。そのことをアメリーは「時間を老化において見出す」と記す（『老化論』）。彼は、時空間の意識を過去、現在、未来に分けて、未来とは時間でなく、活動する世界と空間であるという。若者は「彼には世界が開けている」といわれるように、時間でなく空間の体験のなかに生きている。若者が活動するときその前には世界が開けている。その空間はどんどん広がっていく可能性を秘めている。過去は意味を持たず、未来に時間は必要ない。若者にとって未来とは時間ではなく、空間と世界だという。

一方、老人における未来とは空間的なもの、つまり活動するものの否定としての時間である。限られた時間のなかで生きるとき、そこに世界と空間の広がりは失われている。老化することに気づくとは過去を含めて時間を身体のうちにもつことであり「時間を不可逆なものとして体験するのは老化する人間である」という。

老人における未来の先にあるもの、それは死である。ロシュフコーは「正視できないもの、それは太陽と死」（『箴言』）と言っているが、高齢者にとって死はまさにそれである。高齢者は死を実感する。限られた時間の生という意識がすべてを支配する。花を愛でながら、来年はみられないかもしれないと思う。着古した背広を新調しようとして、来年は生きていないかもしれないと思いとどまる。あるいは、訪ねてみたいと願っていた欧州への旅を思い立つ。

ジャンケレヴィッチの老化と死

ジャンケレヴィッチは著書『死』のなかで老化と死について次のように概観している。

「生への第一歩は死への第一歩」だといった類の言説は、生成は一つの死につつある生であるという主張や、老化を死に対する準備とみなす論と同様に、死を単純な非弁証法的な過程とみなしていると して拒否する。つねに死につつある生とは、同時につねに生まれつつあるものでもある。ひとは、健康なときには、病気だったらこうはいかなかったと想像して喜ぶが、ひとたび病気になれば病人としての自分の現在にふさわしい生き方をする。老人もそれと同じで、老いの現在時に身を据え、若者の現在時と同じようにそれなりに充足している。けっして悲惨だとは思っていない。

老化は身体的には連続的、漸進的に変化するが、老化の意識は、ある日鏡のなかの顔に老化を発見し、その翌日には自分は若々しいと感じて喜ぶように、間歇的で不規則だ。そしてほんの少しの変化でも危機の兆候を感じ取る特殊な感受性を発展させる。それが最初の白髪一本で死におびやかされた未来を直感し、一本のしわが死を暗示する。それこそが老いるという意識のなかに隠された苦い皮肉なのだ。危機とは死のことである。老化においては、死は第一人称としての近い将来の現実の出来事なのだ、と。

老いでは死を間近に予感しながらもそれがいつ来るかわからない。今日ではない、おそらく明日でもない、いつかはわからないと思う。こうして死は先延ばしされる。その一方で、来年の今ごろは生きていないかもしれない、半年先もわからないと思う。老いるとは、その意識の底には、限られた未来の時間が、あるときは広がり、あるときは狭まりながら、つねにすべてを支配している生なのだ。

死を意識するにせよ、しないにせよこの限られた時間を生きる閉塞感を打ち破ることはできるか。それに対する一つの答えは、これまで生きたように自分らしさを貫いて淡々と老いることであろう。年をとったことはそれまでの生活スタイルが間違っていなかった証である。60歳、70歳になって老いないための健康法にすがるより、自分なりの生き方を模索するほうがよい。そのためには健康が大切なことはいうまでもない。

自分のために生きる

老いの閉塞感に対するもう一つの答えは次の世代のために生きることである。B・ラッセルは90歳を超えて水爆実験反対のデモの先頭に立ったが、それは自分が被爆することを恐れたわけでなく、人類の未来のために戦ったという（堀秀彦・前掲書）。わが国でも戦争が現実味を帯びてきたこのごろ、封印していた自分の戦争体験（捕虜・市民の殺害、原爆の惨状など）を語り始める高齢者が増えた。彼らも体験を語ることで、戦争してはいけないと次世代に伝えようとしているのであろう。

そこまで大上段に構えなくても、残り少ない時間を贅沢に生きることも老いの閉塞感から脱する方策になる。しばしば子や孫から贈られたセーターや暖かな下着を大切に簞笥の奥にしまい込み、ボロボロの古着を手放さない高齢者をみかける。〝もったいない〟と言うが、それは若い世代の好意を無にして、もったいないことでもある。その生活スタイルを変えて、衣類、身辺の生活用品や道具、家具など自分の生活に必要なものを新調する。それらは次世代に引き継がれる。それは古いものを大切にすることと矛盾しない。残り少ない時間を自分のために贅沢に生きることは悪くない。気持ちが新鮮になる。

喪失体験

老年期の喪失体験は、喪った対象に代わるものを手に入れることが難しく、それゆえにとりわけ重い意味をもつ。身近なひととの死別がそれを象徴している。喪った対象は親であり、配偶者であり、子である。ジャンケレヴィッチのいう〝二人称の死〟である。その関係には歴史があり、死はその関係性をもう一度検証させる。巷《ちまた》では〝妻に先立たれると男性は1、2年であとを追うが、女性は夫が亡くなると元気になる〟という。すべてがそうということではなくても、由なしとはいえない。

「喪の作業」は死が避けがたいと知ってから死にいたるまでの時間と相関する。その時間のない突然の死は衝撃が大きく、受け容れるまでに長い時間を必要とする。自然災害や原発事故では親族、家や財産、そして日常性とその歴史のすべてを瞬時に失う。それらは仮設住宅や見舞金、賠償金といったもので代償されることではない（第3章1「悲哀」の項参照）。

死の告知から死にいたるまでの時間が長い場合（1年からときには10年以上）、その間のかかわりのなかにそれまでの関係性が映し出され、再構築される。そして死後にその間の関係性についての自己検証がなされる。このことについては母と伴侶（サルトル）を看取ったボーヴォワールが『おだやかな死』、『別れの儀式』に記している。

『おだやかな死』は、ボーヴォワールの母が骨折で入院して、がんがみつかり亡くなるまでの1か月の記録である。『別れの儀式』はサルトルが65歳のときに病に倒れ74歳で亡くなるまでの10年間の記録である。それぞれ思いが込められている。それをたどってみる。

母の死――『おだやかな死』

この書には自身の喪失体験（母の死）と、母の老いの回顧が綴られている。

ボーヴォワールの母は夫の死後20年余りアパートで独居、77歳のとき自室で転倒、大腿骨を骨折して入院した。骨折は3か月の安静で治癒すると診断された（1963年当時の医療はそうだった）。しかし入院後、2、3年前から続いていた腹痛、食欲低下が悪化し、小腸がんの穿孔による腹膜炎と判明して手術により一命をとりとめた。とはいえ全身状態は悪化の一途をたどり、せん妄、褥瘡《じょくそう》、モルヒネの多用という経過をたどって78歳で亡くなった。

ボーヴォワールは、かかりつけ医の誤診（腹痛の原因を探ろうとしなかった）への怒り、入院後の医師やナースらのかかわり、家族（本人、妹、サルトルら）の思い、看病の実際などを母の病状の推移とともに克明に記す。なかでも亡くなったあとのことに多くのページを割き、母の思い出、妹の母への想い、葬儀がすむまでのさまざまな事柄（葬儀屋とのやり取り、司祭、葬儀など）などを丹念に記す。それが彼女にとっての「喪の作業」なのであろう。

最後に、「母の死がなぜこれほど強く私をゆすぶったのか？」と自問して、巷間によくある「年に不足はない」という紋切り型の考えを問い直す。

自分はこれまで老親を亡くしたひとが悲しむのを理解できなかった、われらはすべて死すべきもの、80歳といえば死ぬのには十分な資格がある、と思っていた。だが母の死に直面して、そうではない、「ひとは生れたから死ぬのでもなく、生き終ったから、年をとったから死ぬのでもない、ひとは何かで死ぬ。……自然死は存在しない。人間の身におこるいかなることも自然ではない。……ひとはすべて死すべきもの。しかし、ひとりひとりの人間にとって、その死は事故である。……不当な暴力である」と思いいたる。

彼女の母の経過は77歳の老人としては珍しいものではない。だがそれは老人医療・福祉にたずさわっている者にとって、ということであって、家族にとってははじめての体験である。その立場の違いは母の病状変化のたびに医療スタッフと家族の間の溝を深める。この溝は当否を問い糺したり正解を求めたりする問題ではないかもしれない。

ボーヴォワールは母の「女の一生」を回顧することで、父のこと、父と母の関係、自分と妹を含めた家族の歴史を記憶に刻み込む。

死は絶対的に本人だけの体験であり、当人を取り巻くひとびと（家族など）との関係も一人ひとり違う。死の受容、安らかな死、美しい死、死の看取り、安楽死、尊厳死といった言葉が氾濫する時代だが、当の本人とその家族の思いをどこまで推し量っているのだろうか。「一人ひとりにとってその死は事故であり、不当な暴力だ」という叫びには母を喪ったボーヴォワールの悲憤が込められている。彼女はこのとき55歳だった。

サルトルの看取り――『別れの儀式』

ボーヴォワールとサルトルは、メルロー＝ポンティ、ミシェル・フーコーらとともに20世紀フランスの知性を代表する存在である。２人は１９２９年に契約結婚（互いの自由恋愛を認める）して以来、約50年その関係が続いた。

『別れの儀式』はサルトルが左大脳半球の循環障害に襲われた１９７０年から１９８０年に亡くなるまでの記録である。タイトルは１９７１年に旅行に出かけるボーヴォワールを見送りに来たサルトルが別れ際に言った言葉である。ボーヴォワールがそのとき彼がすでに死を予感していると察した、特別な意味をもつ言葉だ。

サルトルは若いころから1日2箱のタバコと強い度数のアルコールを手放すことがなかったために、亡くなる20年以上前から脳循環障害の兆候が表れていた。１９６８年に突然のめまいで身体のバランスを失ったサルトルをみて、日記に「これから先はこんなふうに、せいぜいなお幾らかの幸福と、折り折りの喜びの瞬間を持つだけで、頭上に脅威を感じながら、括弧でくくられた生を生きなければならないのだろう」と記した。のちにそれを読んで、自分が20年来、表面の平静さにもかかわらず暗い予感に絶えずびくびくしていたことに気づかされる。

１９７０年9月末にサルトルは軽い意識混濁と右マヒ、失語症に襲われた。それは1、2日で回復したが、脳の血管病変は進行していることを物語っていた。にもかかわらず彼は精力的に活動を続けた。論文を書き、小説を読み、講演し、政治的な活動に労を惜しまなかった。

当時のフランスは１９６８年の「五月革命」の渦中にあった。フランスを揺るがした「パリ五月革命」は学生による大学民主化要求に端を発し、次第にベトナム戦争やソ連による「プラハの春」（チェコの民主化運動）への軍事介入に対する抗議、中国の文化大革命に対する思想的「抗争」と世界規模の政治運動として広がっていった。サルトルは学生の主張を支持して論陣を張り、集会に参加した。弾圧された人々の救援活動の先頭に立った。彼は大衆とともにある知識人であろうとした。論争、不規則な生活、アルコール、タバコ……。動脈硬化を進行させるものばかりである。

１９７３年に側頭静脈血栓と眼底出血で失明。せん妄をたびたび生じて、トンチンカンな言動に周囲は振り回される。意識がクリアなときでも思考が鈍っていることを自覚して「ぼくは馬鹿ではありません。ただ、頭が空っぽなんです」と言ったが、知性、記憶は十全だった。ただ、視力障害を受け容れられず、いつかみえるようになると信じて、何度でもそれをボーヴォワールに尋ねた。彼にとって本が読めなければ精神世界は閉じたままなのだ。

ボーヴォワールは、失明を受容できずに精神的に不安定で食事や排せつに介助が必要なサルトルに付き添い、彼の悲痛な叫びを受け止め、二人で旅に出たり、本を読み聞かせたりしながら、彼の変貌した姿に胸を塞がれ涙を流したと記す。

1974年10月になって彼は平静さを取り戻した。脳血管障害の特徴である。叢書の編集やテレビ番組の企画に取り組み、ラジオのインタビューに応じ、外国への旅行など往年のサルトルの活動を彷彿とさせた。目がみえないことを除けば、ではあるが。

ボーヴォワールは往年のサルトルが戻ってきたことに目を瞠りながら、その一方で次のように記している。

「真実は、どういう平静だったのか？　賢人の誇り高き甘受か？　老人の無関心か？　他人の重荷になるまいとの意志か？　いずれと決めることができよう？　私は自分の経験から、この種の心境が言葉で表わせないことを知っている。誇り、叡智、周囲への配慮が、サルトルに、自分の心の底でさえも、弱音を吐くことを禁じていたのである。それでも、皮膚の下に、彼は何を感じていたのだろう？　誰ひとり、彼自身さえ、答えることはできなかったであろう」

外からはみえない当人の内奥を推し量り、老いを生きることを慮《おもんぱか》る。

サルトルは1980年4月に亡くなる。動脈硬化は脳だけでなく、尿毒症、下肢の動脈閉塞による壊死《えし》をもたらし、心不全で死にいたらしめた。ボーヴォワールは大統領ジスカール・デスタンからの国葬の申し出を、サルトルがノーベル賞やレジオン゠ドヌール勲章を断っていることに照らして辞退した。その葬儀には5万人が参列した。

「告知」について

ボーヴォワールはこの書で「告知」についても記している。

彼女は、サルトルに死が迫っていることを告知しなかったことを批判され、告げるべきだったかと自らに問いかける。そして、自分は彼がやつれていくとき、その病状の深刻さを隠すことしか考えなかった。彼は死を恐れていなかったが、死は10年後だと願い、危険な状態にあっても生を愛していた。失明だけでなくさまざまな障害に悩まされてきた彼に、そのうえに死の切迫を知らせることは彼の晩年を暗くするだけだろうと考えて告知しなかった。自分は彼とともに不安と希望の間を揺れ動いていたが、その沈黙（告知しないこと：筆者）は、二人を引き離さなかった、という。

不治の病と本人に知らせることは、残された時間をいかに生きるかを考えるうえで大切だという認識は広まっている。がんでは告知は特別なことではなくなっている。それはがん治療の進歩により、限られた時間だが、がんとともに生きることが以前より長くなったことが与っている。とはいえがんと知らされることは患者本人にとっては重大な喪失、死の宣告であることに変わりはない。その衝撃を経て、がんであることを受け止め、残された時間をいかに生きるかを考えるようになる。しかし誰もがそのような経過をたどるわけではない。この問題は『生きる権利と死ぬ権利』（F・サルダ、みすず書房）に詳しく論考されている。

そのことに思いいたらずに告知が手続きとしてなされる現実がある。なかには「告知しないと訴えられる」という医療者の防衛的な（保身のための）動機も見受けられる。告知は、あくまで死にゆくひとにとってどのような意味があるかを考えてなされるべきであり、告知しないという選択肢もありうる。ボーヴォワールはそれを語っている。

「彼の死は私たちを引離す。私の死は私たちを再び結びつけはしないだろう。そういうものだ。私たち二人の生が、こんなにも長い間共鳴し合えたこと、それだけですでにすばらしいことなのだ」という文章は、激動の時代に互いに影響しあいながらそれぞれに生きてきたサルトルへの惜別の辞である。『別れの儀式』にはサルトルの喪失体験――マヒや失明などの経過（そこには十数年にわたる老いの諸問題が凝縮されている）と、それにかかわるボーヴォワールの思いが重ねあわせるように記されている。サルトルへの追悼であり、彼女の72歳の「喪の作業」なのだ。

『おだやかな死』を著したのは55歳、『別れの儀式』は72歳。そして『老い』は62歳。彼女自身が老いていくなかで、老いや死をテーマにしていたことがわかる。

「死者を忘れてはいけない」（山本安英）

喪失からの離脱とは忘れることではなく、死者との関係の再構築でもある。このことを『夕鶴』『子午線の祀り』など木下順二の戯曲に数多く出演した山本安英《やすえ》が語っている。彼女は木下の作品では主人公が死ぬか、相手が死んで一人残される役ばかりを演じたが、「生き残った者たちは自分の中でだけ死者をおもうのでなく、死者との対話を続けながら生きる」と考えるようになったと語る。

「死者はみんなからよくして貰った感謝の心、愛情というものと、みんなのこれからの生き方、正義というものを伝えてくる。『ですから、わたしたちは死者を向こうの世界に送りこんでしまってはいけない。死者を忘れてはいけない。死者と絶縁するなら、わたしたちには何にもない』」と死者とともに前に進むのだ、と（宮岸泰治『女優　山本安英』）。震災や自然災害で多くのひとを亡くした現代社会で、生き残った者が心すべき言葉である。

老いの孤独

ある80歳の女性は「息子夫婦は私を大事にしてくれる、孫たちとは一緒に野球を観戦に行く仲。でも夕食のときに孫の学校での話で皆が盛り上がっていても、私はその話の輪のなかに入っていけない。先生、年をとるとは寂しいものですよ」と語った。

孤独とは一人でいることだが、それは生活形態ではなく、精神的な実存のありようを意味している。老いとは真の意味で孤独だといったのはB・ラッセルである。彼はターミナル駅の雑踏のなかで偶然に数十年ぶりに旧友と出会って、二人で回顧談に笑い転げているとき、自分の過去を知っている者が周りからいなくなる老いとは真の孤独だと思い至る（『人生についての断章』みすず書房）。

その一方で孤独は深い思索、内省をもたらす。散歩しながら考えを深めた哲学者、森のなかに一人住まった思想家……さまざまである。孤独がもたらす豊かさであろう。年をとっても仕事をしているときにはその孤独を意識することはない。ひととのつながりがあり（自分の過去を知らないひとでも）、役割がある。家族と団欒しているとき、デイサービスでも同様である。そこにはひととのつながりが孤独を支える。

とはいえ年をとると限られた時間のなかで新たな人間関係を築くことは難しい。それゆえに80歳の老女のように痛切な寂しさが顔を出す。老いの不安・抑うつの源泉でもある。老いの孤独とは生活形態によるものではないと記したが、じつは密接に結びついている。一人暮らしの寂しさは年をとると辛い。「寝るときにはラジオをつけると眠れる」という話がそれを物語っている。その一方で、壁越しに聞こえてくる息子家族の談笑に耐えられず、うつ病になった女性もいる。孤独は不安・緊張、そして抑うつをもたらす。だがそれが病的というわけではない。孤独による不安・抑うつは老いの底流をなしている。

自ら選んで孤独に生きる高齢者もいる。そこにはさまざまな人生が隠されている。頑なに孤独を貫いている事例から老いを考えていく。

〔事例〕　孤独と抑うつを生き抜く70歳男性　簡易宿泊所に転居した夜に急性錯乱状態となり精神科受診となった。

彼は1980年代のバブル景気のとき大手金融会社の優秀な社員だったが、バブルがはじけて人生は暗転。離婚して50歳で1DKの賃貸マンションで一人暮らしとなる。職を転々としたが、60代になって脊柱管狭窄症《せきちゅうかんきょうさくしょう》が悪化して働けなくなり生活保護を申請。マンションから簡易宿泊所に移った。急性錯乱はその夜に生じた。精神症状は抗精神病薬で改善して入院せずにそこで暮らしている。月1

回の外来受診を数年間欠かしたことがない。

彼は受診して1年後に自分の過去を語った。

30歳過ぎに金融会社に入った。株価は右肩上がり、投資信託が大きな利益を生んだ時代である。顧客に信頼され仕事に生きがいをもっていた。しかしバブルが崩壊すると顧客の日々の生活と将来の生活設計は破綻した。妻の親族は彼が勧めた投資信託で大きな損失を負った。顧客に罵倒され、妻の親族には顔向けできない状況。「修羅場でした、私は大変な犯罪者です」と言う。妻の親族の損失を弁済するため退職、資産すべてを妻に渡して離婚した。それ以来妻子との連絡は絶っている。50歳を超してからの一人暮らしは辛かったが、罪滅ぼしと思って耐えた。自死を考えたことは何度もある。だがその勇気はなかった。

60代になって腰痛が悪化、仕事ができなくなる。生活費は年金でまかなえるが住居費を払えず、住宅扶助を受けるためにマンションを出て簡易宿泊所に移ることとなった。そこを下見したときは「ここまで来たか」と思ったが、これも罪滅ぼしと受け止めていた。しかし3畳1間の居室に引越して夜を迎えると、眠れずに底知れない不安と恐怖に襲われてわけがわからなくなった。それから1週間のことは記憶にない。

初診時の記録によると、夜中に戸外に出て「殺される」とおびえ大声で喚《わめ》きながら走り回った。翌日警察官とケースワーカー、宿の主人に伴われて精神科を受診。診察室でも意味不明のことを口走り何ものかに襲われる、殺されると幻覚妄想状態。しかし精神科病院への入院を頑なに拒否するため宿の他の住人も同意して一両日薬物治療で経過をみることにした。その夜、熟睡して翌日は支離滅裂な言動が消えたため入院は取りやめとなった。

幻覚妄想を伴う急性錯乱は2週間で落ち着いたが、その後自分の過去を思い浮かべると深い抑うつ状態に陥った。「自分ではよいことをしているつもりで勧めたことがもとで、破産したり家族がバラバラになったりした。私は犯罪者だ」「妻と子どもたちにも迷惑をかけた。二度と連絡を取るつもりはない」。

うつ状態は数か月をかけて徐々に薄らいだが、「生きていても何も楽しいことはない。いっそ死んだほうがよいのだが自分で死ぬ勇気はない」と語り、すべてに虚無的で否定的な姿勢は続いた。福祉事務所の担当者から新設のケアハウスへの入所を勧められ2週間考えて断った。今がよいわけではないが、新たな場所で人間関係を築くのはわずらわしい、と。

生活は食事、入浴、洗濯など規律正しく、食料を買いに行く機会を利用して散歩を欠かさない。受診時は背広姿で礼儀正しい。外来受診のための公的な手続きなどはきちんとしている。

簡易宿泊所の住人とは顔が合えば挨拶するが話はしない。交流はしない。だが住人たちの動向は把握している（脳梗塞で救急車が来た、ヘルパーが入っているひとがいる、入院して3か月以上になる、亡くなったのかなど）。高血圧症と脊柱管狭窄症で内科、整形外科を定期的に受診して指示どおりに服薬している。

彼の孤独を貫く生き方には次のような特徴を指摘できる。

この生活スタイルは6年間に全く変わらない。脊柱管狭窄症が悪化して手術を受け歩行は改善したが、それで生活空間を広げようとしなかった。その根底には30年前の体験を今も引きずっていることが窺える。これが第一の特徴である。彼は誠実な社員として会社のため、顧客のために働き、高く評価されたがバブル破綻で顧客、妻の親族の資産損失を招いた。その罪を今も背負い、妻子にその影響が及ばないように離婚して一人で生きようとしてきた。会社は再建されているが、彼は取り残されたままである。しかし彼はそれには一切触れない。

ところが社会や周囲に対する関心は強い。それが第二の特徴である。新聞をとっている（簡易宿泊所では珍しい）。それを半日かけて読んでいる。そして前に記したようにそこの住人たちの動向をよく観察している。受診時には待合室で他の患者たちをジッとみている。そういうときの彼の目はギラギラしている。虚無的な話をするときとは違う顔がそこにあった。人間関係は遮断しているが、世間への関心は強い。それが彼の孤独に耐える原動力なのか。

もう一つ付け加えると、少量の抗精神病薬と精神安定薬を手放せない。急性錯乱状態で使った抗精神病薬（リスパダール）は漸減したが、1ミリグラムより減薬できない。抗不安薬（デパス0・5㎎）は1日3回飲み続けている。説得して再三減量したが数日すると眠れなくなった、不安が強まったと受診する。薬への依存というより、彼の日常生活がきわめて精神的緊張の強いことを窺わせる。

月1回の外来受診を欠かしたことがないこと、生活スタイルの規則正しさ、失敗への過剰なほどの後悔と罪悪感などは強迫的な性格が窺える。家族と別れて黙々と一人で暮らす道を選んだが、加齢による身体的な障害で働けなくなり生活保護を受けた。30代、40代の彼の社会的生活からは想像できないが、そこから這い上がることは難しい（会社は復活しても、である）。彼は淡々と受けとめ、うつ病になることはなかった。

だが、簡易宿泊所に移った初日にそれまで保ってきた精神的平衡が崩れた。幻覚妄想を伴う急性錯乱状態である。それは薬物治療で落ち着き自分を取り戻すと、孤独を選んで生き抜いている。その底には深い抑うつが窺えるがけっして病的ではない。

加齢は彼の生きる道筋を次第に狭めている。それは彼自身がわかっている。だが自分ではどうしようもないと言う。彼はそれを語るときは淡々としているように見えるが、抗精神病薬を手放せないことからその不安・緊張が伝わってくる。それが老いなのだ。

老いの孤独と生活形態

年をとるとは孤独に耐えることである。高齢になって孤独を貫いているひとの多くは、若いころから一人暮らしで生きてきたが、彼らの大半はひととのつながりをもっている。孤独の寂しさに耐える原動力はひととのつながりなのだ。

高齢者の独居が増加するなかでうつ病も増えている。高齢者の孤独は生活形態と関連している。高齢社会になって高齢者のみの世帯、とりわけ単身生活世帯が増加している。65歳以上の高齢者のいる世帯の統計でそれをみると、１９８０年には単独世帯は91・0万世帯、夫婦のみ世帯１３７・9万世帯だったものが、２０１5年にはそれぞれ６２４・3万世帯、７４６・9万世帯となった。当然のことながら夫婦のみ世帯は単独世帯になる率が高い。

独居、共同生活に伴う孤独・孤立をケースでみてみる（以下のさまざまな妄想については第4章「老年期の妄想」参照）。

幻の同居人

ある女性は60歳のときに離婚してマンションで独居したが、夕方になると別の部屋にひとの気配を感じる、影がよぎると訴え精神科を受診した。離婚は彼女の意思によるものだったが、その後の寂しさから抑うつ状態になった。それに加えてはじめての一人暮らしは不安と緊張が強く、ひとの気配は幻覚だと認識しているが怖いと話した。

幻覚は少量の抗精神病薬で薄らぎ、消えた。半年後に仕事に就いて外来受診を終えた。

このケースの症状は、アメリカの精神科医ロワンが報告した「幻の同居人」（１９８４）である。夜になると誰かが家のなかにいる、影（姿）をみたと訴える。老年期に配偶者との死別や離婚で一人暮らしとなった女性にみられる非精神病的な幻覚妄想である。精神科を受診することなく日常生活を保ち、いつしか消失していくケースが少なくないと思われる。

同じことはドイツの精神科医ヤンツァーリクが報告している。彼は60歳以降に妄想を発症した患者を調べて、統合失調症とは別の一群をみいだし、「接触欠損パラノイド」（1973）と名付けた。患者は年をとってから一人暮らしになった女性で、妄想のテーマは迫害妄想、体感幻覚、盗られ妄想などさまざまである。特徴的なことは病院（もしくは施設）に入ると妄想が薬を服用しなくとも消失することである。入院（所）により人間関係（接触）を回復したためで、孤独が幻覚・妄想を招いたことを物語っている。

独居で妄想を生じても家族との同居や施設入所を断り〝その人なり〟の生き方を貫く高齢者もいる。だがそのためには老いを支えることが必要になる。それを事例でみる。

〔事例〕 孤独から妄想を生じたが、独居を貫いた90歳女性 「盗られ妄想」で受診した。70歳まで経理事務所に勤めた。結婚歴はなく、養女を育て50歳のときに養女が結婚してからは独居。養女夫婦との関係は良好だった。

ところが1、2年前から、盗られ妄想で婿を攻撃、それを否定する養女もグルだという。孫娘を信頼して用事を頼んだり相談したりした。

娘と孫娘にともなわれて精神科を受診。頭脳明晰で、日常生活は保たれている。しかし妄想は揺るぎない。少量の抗精神病薬を処方すると症状は改善して、婿の来訪も受け容れるようになり精神状態は安定した。しかし薬をやめると再燃するため維持的に継続。

彼女は診察時にはよく話した。経理事務所では信頼され一切を任されていた、退職後の独居生活は気楽でよかった。だが80歳過ぎから夜になるといいようのない不安で眠れなくなった。何も心配ないのに、突然地の底に引き込まれる恐怖に襲われ、このまま死んだらどうしようと思った。死ぬのが怖いのではなく、身辺を整理しないで死ぬわけにいかないと語った。

妄想が出現したのはそれから間もなくのこと。独居が辛いというSOSである。だが養女夫婦の同居の勧めは頑なに拒否。治療から4年後のある朝に就床のまま亡くなっているのを発見された。死因は脳出血。前日まで元気だった。

彼女は寂しさに苛まれ妄想を生じることはあっても一人暮らしを貫いた。養女夫婦と孫娘らはそんな彼女の生き方を受け容れ、その生活を支えた。

老人と子ども（孫）

このケースのように、孫とのつながりは娘より力が強いことは珍しくない。老人と子どもをテーマにした本は多いが、その場合の子どもとは孫のことである。息子・娘ではない。一般に、老人が自分の生い立ちや仕事の話、結婚のこと、戦争体験、そして家の歴史などを語るのは孫である。一世代飛ばして伝達する。それは洋の東西を問わない。宮本常一の『忘れられた日本人』（岩波文庫）は伝承者としての老人からの聞き語りだが、そのなかで自分と祖父の交流を記している。それが彼の民俗学の原点なのかもしれない。

児童文学で老人と子どもをテーマにした小説は多い。ペーター・ヘルトリングの『ヨーンじいちゃん』（偕成社）、フォレスト・カーターの『リトル・トリー』（めるくまーる）、ウーリー・オルレブの『くじらの歌』（岩波書店）などは祖父と少年のつながりをテーマにしている。フィリパ・ピアス『トムは真夜中の庭で』（岩波少年文庫）では重要な存在の大時計のある屋敷の主は老女である。

共同生活での孤立

同居家族とよい関係にある高齢者でも寂しいという。まして無視され家族とは別の部屋で一人で食事を摂るといった共同生活での孤立は、高齢者にとっては精神的に厳しい。もはや家を出て行くわけにいかない。二世帯住宅や同じ敷地内の別棟に住む居住形態はそれぞれの生活に干渉しない点が善しとされるが、それは高齢者が自立する力がある間である。

そこに含まれる問題を84歳の事例でみてみる。

〔事例〕弟家族と別棟で暮らす84歳女性　彼女は東京近郊の商家に生まれ、大学を卒業。東京で通訳や翻訳で身を立てていたが、30歳過ぎに郷里に戻り英語教師となった。別棟に住む弟家族とは生活を別にして、教員を定年で退職すると地域の文化活動のリーダーとして活躍していた。しかし84歳のときの帯状疱疹をきっかけに老いの現実に直面して、共同生活のなかでの孤立に苛まれ、老人施設に入所して精神の安定を得た。その経過には老年期に遭遇する問題がいくつも含まれている。

帯状疱疹に罹患すると、神経痛のため無気力、憂うつ、不眠、食欲減退をきたした。弟夫婦の世話を受けるようになったが、夜に弟家族の談笑が聞こえてくると寂しさで我を忘れそうになり、友人らに電話をかけまくった。

ペインクリニックを受診。カルバマゼピン（神経痛に有効。抗てんかん薬、感情調整薬としても使われる。副作用に運動失調がある）で痛みは軽くなったが、転倒、失禁を繰り返し外出、入浴が困難となった。しかし痛みが強まると服用を繰り返す。保健師らがヘルパー、ショートステイ利用を勧めたが頑なに断った。

弟家族の介護が限界になり介護施設の体験入所を利用したところ、施設責任者が教え子、入居者に知人が二人いたことで安心して入所となった。その後痛みは遠のき、カルバマゼピンを服用せず歩行は安定し失禁は消え、日に日に明るく元気となり、施設の行事では入所者のリーダー的存在となっている。


このケースは弟家族とは別棟で独居、それぞれに自立していたので弟家族は彼女の老いを知らなかった。しかし帯状疱疹は老いの現実を顕在化させた。痛みと不安から精神的に不安定となり、薬の多用で歩行失調となり生活レベルが低下して介護を受けるようになった。施設入所を拒んでいたが、利用してケアの実情に触れると安心、施設入所に踏み切ってそこに適応している。

このケースが示唆している問題を2、3指摘すると、
・共同生活における孤立（二世帯住宅でも）

80歳を過ぎても社会で活躍していた彼女が、帯状疱疹後の神経痛で心身のバランスを崩すと、隣から聞こえてくる弟家族の団欒に孤立不安を強めた。共同生活における孤立である。

共同生活の孤立は二世帯住宅でも生じる。二世帯住宅はそれぞれが別に生活する形でスタートするが、老親には自立が難しくなったときの安全保障の思惑がある。一方、若い世代は生活を別にすることに意味をみている。介護するつもりはない。この思惑の違いは老親の一方が亡くなったり、要介護状態になったとき露呈する。それまでの時間は意外に短いことが多い。取り残された老親は壁から聞こえる話し声に孤独感を一層強める。

・施設か在宅か

このケースは施設に入所して精神の安寧を得た(抗うつ薬、精神安定薬の使用なし)。スタッフが教え子、入居者に顔見知りがいたといった好条件に恵まれたとはいえ、施設での生活を知ったことが入所に踏み切った最大の理由である。施設か在宅かという二者選択ではなく、高齢者が求めているのは生活の安心である。

・老々介護

このケースにはもう一つ、弟家族の問題が含まれている。姉の介護に尽力した彼らも自分たちの老いに直面している。弟には知的障害の息子があり、そのため夫婦は障碍者福祉に尽力してきた。その夫婦が高齢者福祉については無知に等しかった。それを教えたのは姉の友人たちだった。介護保険についての市民の認識がどんなものかを示している。

弟夫婦は自分たち亡きあとの息子の将来に不安が強い。そして70歳を超えた彼らも老いに直面している。「老々介護」という言葉は配偶者や同胞による介護だけではない。子も60代、70代なのだ。超高齢の老親を〝そのひとらしく〟生きるよう支えている家族が自分らしく生きられない。「介護の社会化」が喫緊の課題である。

身体の不調がもたらす孤独

年をとると病気やマヒといった喪失でなく、老いに伴う身体機能の低下が生活空間を狭める。それは人間関係を限られたものにして、社会活動やサークルの集まり、観劇などに出かけることを妨げる。それが精神世界を狭めることにつながっていく。感覚器の老化、腰、股関節、ひざの痛みなどがもたらす孤独をみていく。

・感覚器の喪失

感覚器のなかでも社会生活、人間関係に重要なものは視覚、聴覚である。

失明　視覚障害は拙著（『老いの心の十二章』）に記したケースを紹介する。

78歳の女性。一人暮らしだったが緑内障、白内障のために失明して2年前に娘の家庭に引き取られた。娘の夫は会社が不況で倒産し失業、夜警の仕事をしているため朝帰宅して日中に睡眠をとる。そのため老母と娘は息をひそめるようにして暮らしていた。娘夫婦も老母も孫も社会変動の波間でやっと生活している。

そのなかで彼女は不安と不眠からこびと幻覚と夜間せん妄を生じた。不安の原因は、孫娘が白血病の疑いと診断されたことである。彼女は、娘夫婦が孫の入院や看病のために、自分を老人ホームに入れるのではないかと案じた。老人は自分を中心に考える。立場が弱いもののつねである。孫が白血病でないとわかると老母のこびと幻覚は消えた。だが生活は何も変わっていない。娘の家に老女の居場所はないが、高齢で目がみえない身では家を出て行くわけにいかない。それもいつまた自分の暮らしが崩れるかわからないなかで老いを生きていく。

難聴　難聴による孤独は人間関係の歪みにつながりやすい。補聴器は家族やケアスタッフのために必要なのだがその認識は共有されていない。高齢者は補聴器をわずらわしいと言って装着しない。家族は大声で話さないといけないので、機微にふれる話はできなくなる。会話が少なくなり高齢者は孤立する。正確に聞こえないために誤解し、周囲の会話に猜疑的になり妄想的になることもある。

補聴器を装着すると家族が驚くほどによく喋る。それは自分の声が聞こえるからである。話しかける側も大声を張り上げる必要がなくなり、難聴者との意思疎通は著しく改善する。自明のことだが、診察室や相談室、看護、介護の現場で補聴器を常備しているところは少ない。会話の必要性が十分に認識されていないということか。

・麻痺

脳梗塞で半身がマヒしたとき、それを境に世界は一変する。ピアニスト舘野泉は脳梗塞で右手が使えなくなったときリハビリテーションを受けて絶望と希望を行き来したという。その希望とはいつか右手が使えるようになるという孤独な希望である。

それが叶わないと現実を受け容れたとき、息子がさりげなく置いていった左手のためのピアノ曲のスコアを弾いて「左手でも充分にして、十全な音楽が表現できる」と実感する（『左手のコンチェルト』）。それは脳梗塞の1年半後だった。

ラベルの「左手のためのピアノ協奏曲ニ長調」、スクリャービン、ブラームス編曲の左手のためのバッハ「シャコンヌ」など数は多い。障害のないピアニストのコンサートでも演奏される名曲である。戦傷により右手を喪失したピアニストのためという場合もあり、スクリャービンのように練習のしすぎで右手が使えなくなって自分のために作曲した曲もある。シュミット村木眞寿美によると２６００曲に上るという（『左手のピアニスト』）。

比較社会学、民俗学の分野で多くの業績を残している鶴見和子は77歳のときに脳出血で寝たきりとなった。半分死んでいると思っていた自分が2年後にリハビリテーションで歩行を回復したとき、自分が新しい世界に入ったと感じた。彼女はそれを「人間は倒れてのちにはじまりがある」と表現して、「人間が病気になるということは一つの文化だと思います」と記す（『邂逅』）。そのことを「内発的発展」といい、倒れる前には理論として考えていたが、新しい意味をもって自分のなかに甦った、その理論をさらに展開し進めていけると主張している。

身体の喪失により新たな自分を拓いたことを物語っているが、そこにたどり着くまでに1、2年を要している。その間、身体の変容に向きあいその現実を受け止めて自己を再構築する過程は、頼るもののない孤独である。新たな出発に踏み出しても、身体の現実は変わったわけではない。医療やリハビリテーションのスタッフ、家族らがそれを支えるが、患者から教えられることのほうが多い。それが老いの臨床を豊かにする。

・肢切断

肢切断は交通事故、骨がんなどのほか、高齢者では閉塞性動脈硬化症（喫煙、糖尿病などで起こりやすい）によるケースが増えている。肢切断、幻影肢については『高齢者の喪失体験と再生』に記したが、自己の幻影に生きる老いと通じている面があり、老年精神医学でも興味深いテーマである。その後経験した老年期のケースを紹介する。

アルコール依存症の男性は60歳のときに閉塞性動脈硬化症のため片側下肢を切断した。彼は術後、リハビリセンターでリハビリを拒否してスタッフに暴言を吐くなど自暴自棄の状態だった。他の利用者の家族から「障害を負ったのはあなただけではない」と諭されて目が覚めたというが、両親の手におえず65歳のときに老人施設に入所。しかし施設は80歳以上の入所者が大半のためなじめず、ベッド周囲をカーテンで覆い引きこもった。施設スタッフの働きかけで拒否的な態度は薄らぎ、車椅子を巧みに操作して他の入所者の世話をした。1年後には間断なく出現していた幻影肢痛は2、3日に1回、15分と著しく減少した。

入所後4年のとき肢切断患者の研究で訪れた調査員に、手術にいたった経過をきかれると突然「おれがアル中だからこうなったと言いたいのだろう！　今更そんなことをほじくってどうするんだ」と怒鳴り、全身を震わせて頭を抱え込み蹲《うずくま》ってしまった。十数分して落ち着き、調査員に「取り乱してすみません」と謝り、あのころ（手術当時のこと）を思い出すと当時と同じように頭痛とめまいに襲われると語った。切断の精神的外傷は彼のなかでは今も生き続けていることを物語っていた。

70歳のときに糖尿病による閉塞性動脈硬化症で両下肢に壊死が生じた男性は、切断を告げられると断固拒否して自殺すると宣言したため、精神科に回された。面接では「そんな姿で生きていたくない」と手術拒否の意向を語った。うつ病による希死念慮（自殺願望）ではないので精神科の治療的介入は控えた。その2週間後に壊死による腎不全で意識障害に陥り、医師団は家族の同意を得て両下肢を切断して救命した。術後幻影肢痛があったが自分から訴えることなく淡々と過ごしていた。しかし1か月後に病院の屋上から飛び降り自死。

ここに挙げたケースからは、老年期に肢切断術を受けたひとにとって喪ったものは肢のみでなく彼の生活史全体なのだということがわかる。新たな人生を拓こうとするには時間が限られている。本章の「老いの時空間意識」で紹介したアメリーの「若者は前に空間と世界が開かれているが、老人は時間しかない」という言葉が思い出される。

幻影肢とは何か

幻影肢は肢切断や脊髄損傷でみられる特異な症状である。肢切断では存在しない肢を「ある」と感じる。脊髄損傷では身体各部から脳への知覚神経系（求心性伝導路：末梢から脳に向かうという意味）、脳から身体各部への運動神経系（遠心性伝導路：脳から末梢に向かうという意味）がともに切断されるが、「下肢に焼け火箸を突っ込まれた」と灼熱痛を訴え、第三の肢が腹部に乗っかったという。

ありえない知覚、運動を感じるのはなぜか、そのことについては16世紀に論文が発表されて以来、医学、哲学などの分野でさまざまに議論されてきた。しかし明確な結論が出ているわけではない。あるときには切断された部位の断端神経からの情報による（断端説）、脳幹にある知覚神経の中継点からの情報などという説が唱えられ、最近では喪った対象を再現しようとする、頭頂葉にある身体図式の心理的な作業とも説明される。だが神経学的説明も心理学的説明も両者の折衷的説明のいずれも万人の納得は得られない。

そのなかでフランスの哲学者メルロ＝ポンティは現象学の立場から幻影肢に取り組み、新たな視点を提示した（『知覚の現象学1』）。そのことは前掲書に紹介したので、本書では要点をかいつまんで記す。

彼はまず幻影肢を心理学的説明と生理学的説明から考察する。心理学的説明とは、幻影肢が受傷直後には切断された肢とほぼ同じ大きさだったのに、受容するにつれて縮小していき、断端のなかに収斂することもある現象についての説明である。ところがどんな心理学的説明でも求心性伝導路を切断すると幻影肢が消えるという生理学的事実を説明できないと指摘する。

「幻影肢が一方では生理的諸条件に依存し、……他方では、患者の個人的経歴や彼の記憶や情動または意志に所属することができるのはどうしてであるか」と問いかけ、生理的、心理的という二系列の条件が幻影肢という現象を決定づけるためには双方の条件に共通の基盤がなければならないという。「ところが、一方は空間内に存在する〈生理的諸事実〉、他方はどこにも存在しない〈心的諸事実〉、あるいはさらに言って、一方は即自の秩序にぞくする神経の興奮流のごとき客観的諸過程、他方は対自の秩序にぞくする受容とか拒否とか過去意識とか情動とかというごときさまざまなコギタチオ〔思惟〕――こうした二系列の事実に共通した地盤」をたがいに接合させ共通の一つの環境のなかに統合させなければならないと論を進めて、「世界内存在」（ハイデッガー）によりはじめて了解がつくとする。晦渋《かいじゅう》な「世界内存在」の言葉の説明より、メルロ＝ポンティによる具体的な解説から理解できよう。

「われわれにあって手足の切断や欠損を認めまいとしているところのものは、物的ならびに相互人間的な或る世界のなかに参加している〈我れ〉であって、これが手足の欠損や切断にもめげず今までと同じく自分の世界へと向いつづけているのであり、そのかぎりで欠損や切断を断じて認めまいとしているわけだ。欠損の拒否とは、一つの世界へのわれわれの内属の裏面でしかない」

患者が損傷を否認するのは、その損傷を知っているからだ。この知の両義性（逆説）は身体の二つの層、すなわち習慣的身体の層と現勢的身体の層から成り立っている。つまり現勢的身体である手が消失して、もはや自由にできなくなっているのに、習慣的身体では手を自由にしうるものとして知覚できる。そのためには、手は「私」が自由にしうるものであることをやめてしまっても、「ひと一般」

が自由にすることのできるものでなければならない。というわけで手は、一般性のもとで非人称的な存在としてとらえられなければならない。

さらに求心性伝導路を切断すると幻影肢が消えることから次のような結論を導き出している。「世界内存在の展望のなかでは、この事実は、断端から来た興奮が被切断肢を実存の回路のなかに維持している、ということを意味している。興奮が被切断肢の位置を刻印し、それを保持し、それが無に帰さないよう、それが有機体のなかでまだ役割をもっているようにしているのであり、〔被切断肢という〕一つの空虚をとりつくろうて、それを患者の経歴が充たしに来ることができるようにしてやっているのであり、……その空虚に幻影を実現することを可能にしているのである」、と。

以上がメルロ＝ポンティの幻影肢についての論考の概要である。

4　老年期の適応という課題

これまでみてきた、限られた時間を生きること、喪失体験、孤独は個別の課題なのではなく、老いを生きることをそれぞれの角度から眺めたものである。老いを生きるときもう一つの大きな課題となるのは、それはこれらすべてを含んだうえでの老いへの適応である。それがうまくいかずに歪んだ形をとる場合もあるが、それも一つの適応形態とみなされる（不適応防衛）。

老年期の適応の諸形態をみていく。

適応とは

適応はもともと生物学の概念で、環境に適合して生存していくことをいう。これが心理学、社会学に応用され、環境に適合する「順応」と、環境に適合をはかりつつ、環境に働きかけて個体に適合するよう変化させる「適応」とに区別された。

順応は環境から個体への一方通行で、主として身体的変化についていわれる。暗いところでだんだんとみえるようになる暗順応がそれである。

適応では環境と個体は双方向の関係にある。適応は社会的環境、人間関係などへの協調を図る外的適応と、主観的世界での充足感や感情的安定などの内的適応に分けられる。

適応は自己実現の一形態である。自己実現を図る、協調するというのは社会的な評価によるので、怒れる老人や引きこもりは不適応とみなされる。だが社会的評価を外せば、それが彼らなりの適応である。不適応という適応形態もある。ひたすら環境に合わせようとする過剰適応、不安や葛藤から心気的、抑うつ的になる、妄想などがそれである。それらは固定したものでなく、人間関係や生活環境が変化するにつれて適応形態も揺れ動く。

老年期は本人の心身の状態が変化するにつれて、人間関係や生活環境も変化する。脳梗塞でマヒが生じると一人暮らしが困難となり、息子の家に同居する、施設に入るといった生活の場を変える必要が生じる。そのとき適応が大きな課題になる。

前掲の失明した78歳の女性でみたように、娘の家に同居して厳しい適応を迫られた。その背景には娘の夫の失職があった。辛いがその生活に適応したとき、孫の白血病（疑い）が彼女の安寧を奪った。老人ホームに入れられ、そこで新たな適応を図らなければならないという不安。孫の病気の心配は消えもとの生活に戻ったが、それはつかの間の安寧かもしれない。めまぐるしく変わる心身の状態、生活環境、人間関係……。それが老年期の特徴である。

老いて拓く

内的適応は、日々新たな生を拓くということでもある。歌舞伎の世界では女形は60歳になってやっと一人前といわれることは前にも述べた。女形立役者とは年をとっても10代、20代のヒロインを演じるが、30歳を超えれば容姿は衰え、50歳を過ぎれば足腰が弱る。老いとの闘いである。それを通して芸を深め高めていく。60歳になって一人前とはそういう意味である。

稀代の女形役者六代目歌右衛門は老いてから、女形が演じないことになっている「お岩」（『東海道四谷怪談』）を演じて、醜のなかの美を表した。また、老いて重い衣装ゆえに座ると素早く立ち上がれなくなったとき、中腰のまま微妙な身体と手の動きで内面を表現した。喪失を通して新たな芸域を広げ深めていった、それが歌右衛門の老いへの適応である。それは歌舞伎の世界に心理描写を取り入れる歌舞伎の近代化の試みでもあった。

しかし誰もが老いて成熟するわけではない。

不適応という防衛——無感情

施設入所者に無感情という不適応防衛をみることがある。無感情とは団欒の場やテレビをみているとき、無表情で感情表出のない状態をいう。感情がないのではなく、感情表出（喜んだり笑ったり）により嫌われるのではないか、バカにされるのではないかと恐れているのだ。

無表情は能面に譬えられることがあるが、能では面をつけることで直面《ひためん》の感情表出を隠して舞でそれを表現する。この厳しい制約があってあの特異な表現が生まれたと能・狂言の評論家、戸井田道三は言う。無表情のひとはどこで感情表現するのだろうか。きわめて緊張の強い適応形態である。

引きこもり

引きこもりも一つの適応形態である。2年前に3畳のアパート暮らしとなった65歳男性は周囲との関係を遮断している。彼は地方の建築会社で一級建築士として腕を振るったが、55歳のときに会社が倒産。職を転々として、住居を保証されるタクシー運転手となった。しかし横暴な客をたしなめてクレームセンターに通報され、解雇されて路上生活者となった。NPOの世話で生活保護を受けアパート住まいとなったが、うつ状態と不眠からアルコールに浸り衰弱し、福祉事務所の担当者に勧められて精神科を受診した。

抗うつ薬、睡眠薬と断酒により3か月後にうつ病から脱却した。1日2回の食事は自分で作り、1

時間散歩するなど規則正しい生活を送っているが、周囲との人間関係は「まともな人間はいない」と言って遮断。その一方、「これからどうすると言われても、自分の力ではどうしようもない、展望がない」とボソッとつぶやいて黙り込む。彼の故郷の話題では表情が和らぎ、学生時代の山岳部の話などを語った。そういう感性と現在の生活のギャップは大きく、抑うつは深い。少量の抗うつ薬、睡眠薬を飲み引きこもりの状態が続いている。

彼は70歳近いが仕事に就けば能力を発揮できる。しかし現代社会では彼が新しい職に就くことは難しい。それが抑うつ・引きこもりの根底にある。わが国が経済的に成長した時代には重要な役割を担い活躍したが、低成長の時代になると職を失い路上生活者となった。現在の福祉システムでは現状から脱することは難しい。関係を遮断したというより、社会から切り捨てられたというべきか。現代社会の老いの一断面である。

彼の抑うつには住環境の劣悪さも与っている。そこに適応できないことを異常とはいえない。健康的な生活を営むにはそれなりの住居が必要なのだ。

5　自律（オートノミー）——老いて自分らしく生きる

自律と自立

年をとるとは死、孤独、喪失といった課題を抱えながら生きることであり、それが抑うつ・不安の根底にある。こうして生きる空間と時間が狭められ自分らしく生きることも制約される。ところが高齢社会になって「自立」が課題と喧伝され、高齢者もそれにとらわれている。だがひとの助けを借りることがそんなに悪いことなのだろうか。ひとはひとの助けなしに生きているのか。

自立とはひとに頼らずに生きることである。それは思春期・青年期に親から精神的にも経済的にも独り立ちするときの課題だが、高齢者に言うときには、他人に頼るな、国に頼るなという意味である。しかしひとは（高齢者だけでなく）一人で生きているわけではなく、支えあい、助けあって生きている。高齢者に安易に「自立」という言葉を使うべきでない。

老年期こそ自分らしく生きることが課題であろう。主体性をもって生きること、それは自律（オートノミー）的に、そのひとらしく生きるということである。これはサポートを必要とする場合に重視されなければならない。老いもまたしかり。

個別性――そのひとらしく

しかし自分らしく生きる、個別性という言葉の意味は曖昧模糊としている。ケアの現場では「個別性」は、〝本人の言うとおりにする〟という理解にすりかえられ、それ以上に深められていないことが多い。高齢者ケアでも障碍者への取り組みでも、当事者がこれまでをどう生きてきたか、どう生きたいか、生きようとしているかという意思をふまえることが求められる。それは一人ひとりの違いを大切にすることにつながる。当事者の意思を尊重するとは、言うとおりにするということではなく、それをふまえてできること・できないことを明確にして本人と相談しながらことを運ぶことである。ノーマライゼイションという言葉は普及したが、その意味することの認識は浅い。それは障碍者、高齢者に限ったことではなく、社会の人権に対する認識の現実を反映している。

年をとって自分らしく生きることは大きく制約される。闘いでもある。そのことをさまざまな老いを通して示しているのが映画『八月の鯨』である。

『八月の鯨』が問いかけるもの

映画（1987年）、演劇（劇団民藝、2013年）で評判になった『八月の鯨』（デイヴィッド・ベリー原作）は、さりげないセリフに込められている、それぞれの思いや生き方から、みるものに老いを自分らしく生きるとはどういうことかを問いかけている。

時代は1954年という設定。原作は1980年作だが、現代の日本に通じるいくつもの老いが重層的に描き出されている。なかでも姉妹を通して老いをいかに生きるかと問いかける。

ストーリーは次のようである。

主人公の姉妹リビー（86歳）とセーラ（75歳）は夏をある孤島のサマーハウスで過ごす。そこはかつて8月に鯨が沖合にやってくるのをみるひとで賑わったが、最近は鯨が現れないのでさびれて別荘も住民も老人ばかり。

セーラは第一次大戦で夫が戦死したあと姉夫婦に助けられた。その後リビーは夫を亡くし15年前に失明してセーラの世話になっているが、失明を受け容れられず、気難しく厭世的になっている。そんな姉妹の前に、ロシアの亡命貴族マラノフが現れる。彼はロシア革命で亡命して流浪の身。原資は母にもらった宝石。島の女性と暮らしていたが、女性が急逝して一人暮らしとなった。同居を狙って姉妹に近づくがリビーに見透かされて断られる。マラノフは目論見が外れて貴族としての矜持を保ちながらも寂しく立ち去る。それを悲しく見送ったセーラは、これからは姉のためでなく、自分のために生きようと決意する。

リビーはセーラの気持ちの変化を敏感に察知して、あなたは私の介護から解放され自由に生きるようにと言い、自分はこの家を出てフィラデルフィアに住む娘と一緒に暮らすと妹に告げる。娘とは長い間疎遠な関係にもかかわらず。

リビーの失明は、ひとの世話にならなければ生きられない老いの在り方を象徴している。自分を貫き辛辣《しんらつ》な皮肉、ひねくれ、拒否のために周囲から嫌われ恐れられている。世話する者にとって、自分らしく生きようとする老人はもっともやりにくいのだ。しかし彼女は妹の自立を察知するとそれを受け容れ、自分の老後を娘に託した。それは厳しいはずだが。

セーラは介護に疲れ果てている。マラノフの登場はその暮らしからの脱却の希望を抱かせたが姉に壊されてしまう。亡夫の写真に向かいその辛い気持ちを言葉に表したとき「私の人生はまだ終わっていない」と気づき、自分らしく生きようと決意する。75歳の決断である。

亡命貴族マラノフに二人とは別の老いの姿をみることができる。彼は革命で生活基盤を失い、故国を追われかつての知己を頼って流浪する。だが身近なひとは老いて死に、彼の生きる世界は狭まっていく。けっして開かれることのない生である。貴族は生きる術《すべ》をもたない。誰かに寄生するしかない。彼はリビーにその思惑を見抜かれると、3日後に島を出て別の友人のところに行くと言って去る。母親の宝石が底をつくまでの人生である。

このドラマにはもう一つの老いを島の大工ジョシュアが表している。その生きる姿はマラノフの対極にある。彼にとって老いは日常生活の一部である。仕事は「グズ」と言われるようになったが、これまでのように、これからも生きていくだろう。彼にとって老いは特別なテーマではない。大工という生きる術をもち、自然に老いていく。老いの意味、老いをいかに生きるかを改まって考え論ずることはなく、さりげなく老い、さりげなく生きている。

「老いをかこつのが唯一の長寿法だ」と言ったのはサント・ブウヴだが（A・フランス『シルヴェストル・ボナールの罪』岩波文庫）、そこが貴族やアカデミー・フランセーズ会員と、大工の違うところである。庶民は沈香を焚くことはできない、だが屁をひることはできる。

この映画の登場人物にはそれぞれの人生があり、老いがある。誰もが老いを生きられる高齢化社会になって、自分らしく生きることが難しくなった。妹はそれをみいだすのに15年かかった。残された時間は短い。姉は全面的な介護を必要とするだけに厳しい現実に向きあわなければならない。〝自分らしさ〟は娘とどこかで折り合いをつけなければならないのだろう。社会からも人間関係からも孤立しているマラノフの老いはさらに厳しい。それに引き換え生活の術を持っているジョシュアにとって老いは差し迫ったテーマではないが、やがて来る問題を予感しながらどう生きるかを模索している。

第3章　抑うつの精神医学

これまで抑うつとうつ病、気分と感情という言葉をとくに説明せずに使ってきたが、精神医学、心理学ではそれぞれを使い分けている。気分とは、嬉しい、悲しい、怒り、不安など感情がある時間持続することをいう。より短時間の感情の反応を情動という。感情は、それらの上位概念だが、気分とほぼ同じ意味で使われている。

抑うつは、誰にもある非病的なものから、病気（うつ病）によるものまでさまざまなレベルがある。非病的な抑うつには、これという理由なしに気が重いという場合もあれば、いやなことがあったとき、不安なとき、失敗したときなどに何も手につかないほどの深い抑うつもある。子を喪った母親の抑うつは正常の反応だが、うつ病の抑うつより重いことがある。非病的だからといって軽いとは限らない。病的な抑うつとは、うつ病の中核症状としてのそれをいう。非病的な抑うつは通常、数時間から2、

3日のうちに消えるが、うつ病の抑うつ気分は10日以上持続する。うつ病の患者の抑うつは「誰にでもある」というものではなく、抑うつ気分と、思考や行動の症状、異常な心理や不安・焦燥感と、さまざまな身体症状の総体である（後述「うつ病（内因性）の臨床症状」参照）。

このように、抑うつには正常な気分としての抑うつから、うつ病の抑うつまでの広がりがある。それらについて概観していく。

1　非病的な抑うつ

喜び、悲しみなどの感情は揺れ動くのがふつうである。誰でも不愉快なことや失敗したあとには気分が滅入り、落ち込んで憂うつになるが、心理的な理由がなくても気分は変動する。ある日は爽快だ、別の日は憂うつだというように。まず非病的な抑うつを整理してみる。

基底抑うつ

心理的な背景なしに生じる気分の変動を基底気分という。朝起きたときに気分が重いと感じたり、爽快と感じたりする。心配事があるとか身体的な不調といったことによるわけではない。仕事にとりかかったり、ひとと話しているうちに消えてしまう。

背景抑うつ

仕事上のミス、人間関係のトラブルなど心理的な背景をもつ抑うつである。本人がそれと気づかずにうつうつとしていることもあるが、指摘されると背景にある不安・緊張のためと自覚できる。若いころでは試験の前、面接の前など。社会人では職場の人事発表の前、健康診断や検査を受けたあと（結果を気にして）など。不安はその場に臨むと消え、事態が改善すると抑うつは消える。

人間関係の重圧（嫁姑関係など）、環境からの不安緊張による抑うつ気分は社会的な活動に支障なく、抑うつは後景化している。しかし精神的疲労は蓄積するとうつ病に移行することがある。

悲哀

喪失体験による悲哀は非病的な心因性の抑うつである。「喪の作業」ともいわれる。フロイトはあるクライエントの治療の過程で、親の死に遭遇したクライエントが親との過去を思い出して嘆き、悲しみ、泣くことで気持ちを整理していくのをみて、悲しみとそこから立ち直るまでの心理的・感情的な過程を「喪の作業」と呼び、病的なメランコリーと区別した。彼がそれを、死者を「二度殺す」と言ったのは、対象喪失を受け容れ、その絆から離脱し、新たな対象に向かうことを指している。

イギリスの精神分析医ボウルビィは悲哀の過程を次の4段階にわけた。

第一段階は対象喪失が突然な場合にみられるショック状態、茫然自失である。躁状態になることもある。多くは1、2週で脱するが、大震災のように突然に家族、家、大切なものや財産など自分の生活基盤と歴史のすべてを喪ったときや、自己の存在そのものが脅かされ否定された場合（拷問、レイプなど）ではショック状態から抜け出すのは容易ではなく、生涯にわたって反復することもある（PTSD：外傷後ストレス傷害）。

第二段階は喪ったことを受け容れられない時期である。号泣し、そんなはずがない、何かの間違いだと泣き喚く。自分がいけなかったと自責的になることもあり、お前のせいだと周囲のひとを攻撃する場合もある。それが医療スタッフに向くこともある。宗教にすがることもある。それらは何とか生き返ってほしい、取り戻したいという願望の現れである。この段階では慰めや激励の言葉に反発することが多い。十分に悲しむことが大切である。泣いてはいけないと悲しみを抑圧していた場合には悲哀が長引いたり、数年後に現れることがある。

第三段階では喪ったことを現実として受け容れるようになる。日常生活を回復するが、心理的には諦め、絶望、深い抑うつに支配されている。正常の感情反応だが、うつ病の抑うつより深いこともある。淡々と生活していながら、「夜になると隣のベッドに誰かが寝ている」と幻覚を訴えるのはこの段階である。「顔はみえないが夫に違いない」というところに願望をみて取ることができる。先に述べた「幻の同居人」である。喪失を受け容れながらも、受け容れられないアンビヴァレントな心理を反映している。

第四段階は、このような段階を経て、喪った現実を受け容れて新たな対象との関係の構築に向かう（離脱）。それは愛する者の死を忘れることではなく、その悲しみを心に刻み込み生きていこうとすることである。

喪失体験はどの年代でも遭遇するが、若者が喪った対象に代わるものを手に入れることができるのに対して高齢者はそれが難しい。喪ったものはかけがえのないものなのだ。愛するものとは配偶者であり、子であり、親友である。マヒや失語症といった自己の身体機能の喪失、長年住み慣れた家の解体——それには彼の歴史が刻み込まれている。故郷も同じである。これらは大切な精神的資産なのだ。「喪の作業」は通常、半年から1年で新たな世界の構築に向かうとみなされている。しかし初期に悲しみを抑え込んでいた場合や、喪った対象との関係が強かった場合、突然で受け容れられない場合などは1年以上にわたることもある。このような悲哀が長く持続する遷延では投影、同一化、フラッシュバックなどがみられることがある。

精神的外傷の記憶は消えることはない

このことについては自らの強制収容所の体験に基づいたアメリーの発言が重い。彼は、1960年代にドイツ国内でナチスについて贖罪《しょくざい》はすんだ、加害者と被害者は和解すべきだという潮流が強まるなかで、拷問や虐待により人間性を破壊された記憶は一生涯消えることはないと発言した（『罪と罰の彼岸』）。彼は反ナチ運動に参加して捕えられ、ゲシュタポによる拷問と強制収容所（アウシュヴィッツなど）による抗いがたい人間性の破壊に直面しながらも生還した。その体験から、傷つき歪められた精神は回復しない、生涯にわたってその記憶は消えることはないと強調する。ルサンチマンとは、ニーチェが定義したような弱者の不正な復讐という倫理的な問題でもなければ、精神科医のいう「強制収容所症候群」でもない、捻じ曲げられた者の正当な感情である、当事者は一生涯その苦痛を抱えて自分らしく生きることを模索するのだと厳しく弾劾して、「和解」を断固として拒否した。

アメリーの告発からは、現代におけるいじめ、ハラスメント、ヘイトスピーチ、慰安婦問題、公害、原爆被害などでは、徹底して被害を受けた当事者の立場で考えることを求められていると教えられる。また何ごとにつけ「○○症候群」「◇◇症」と〝病名〟化しようとする精神科医や社会的風潮に対する警鐘でもある。

2　病的な抑うつ　1――反応性うつ病、身体因性うつ病

反応性うつ病

挫折や精神的外傷など心理的反応によりうつ病になるものをいう。原因は、受験の失敗、期待外れの人事、重大なミス、人間関係のトラブル、屈辱、いわれなき攻撃、心身の喪失（マヒや失語症など）などさまざまである。病気がその心理的・感情的な反応によると理解でき、本人も自覚できる。神経症性うつ病、心因性うつ病ともいわれる。

症状は次項に述べる内因性うつ病と共通しているが、不安は心因に関するものが中心で、それらが

解決するとうつ病は改善する。これが教科書に記されている内因性うつ病との診断を分ける鑑別点だが、臨床的には内因性うつ病も心理的問題をきっかけに発病することは珍しくない。その場合には心因となった事柄が解決してもうつ病は治らない。このように心因の有無で反応性うつ病と内因性うつ病を区別することはできない。

心因性（神経症性）うつ病と診断された患者を追跡した研究では、約40％が2年後、3年後に内因性うつ病に移行した（広瀬徹也「抑うつと悲哀」『異常心理学講座4』所収）。このようにこの両者はクリアカットに線引きすることはできない。この傾向は老年期にはさらに強まる。というのは老いにともなう人間関係の不安や孤独は改善しがたく、喪った対象に代わるものを手に入れることは難しいためである。

身体因性うつ病

身体疾患に抑うつが伴うことがある。それは身体疾患にともなう種々の不安（死の恐怖、経済的問題など）を背景にする心因性うつ病とは別の問題である。一群は脳の疾患によるもので、パーキンソン病、脳血管性認知症の初期、脳腫瘍などでみられる。器質性うつ病ともいわれる。もう一群は身体疾患、肝炎やインフルエンザなどのウイルス感染症、甲状腺や副腎皮質などの内分泌疾患（更年期障害もこれに含まれる）などの症候性うつ病である。無気力、抑うつ気分、情動不安定などがみられるが、不安や貧困、心気、罪責感などのうつ病心性はみられないか、あっても軽い。

身体症状に先行することがあり、抑うつ発症の心理的背景が明らかでないケースでは念頭に置いて経過をみる必要がある。

3　病的な抑うつ　2――内因性うつ病

非病的な抑うつや反応性うつ病は心理的に理解しうる気分の落ち込みであり、何日かすれば薄らぐか、原因となった問題が解決して解消していく。それに対して「内因性うつ病」は抑うつが思考、行動全体を覆うだけでなく、身体症状をともなう点で非病的な抑うつや反応性うつ病とはレベルの違う病気である。

内因性という言葉は、明らかな原因は特定できないが内的素因、すなわち遺伝や体質などの身体的素因が考えられるという意味である。内因性精神病には内因性うつ病と統合失調症がある。

内因性うつ病の特徴は、これといった理由もなく発病するといわれるが必ずしもそうではない。引越しや小さな仕事上のミス（心因といえないような）、喪失体験などをきっかけに発病することは少なくない。それは心因ではなく、そのエピソードによる人間関係や環境変化に性格特性が総体的に反応した結果であり、状況因といわれる。

高齢者といっても、60代、70代と、80代、90代では社会との関係も心身の状況も異なる。それは抑うつにも反映する。

60代、70代のうつ病

この年代で内因性うつ病が発症するのは、退職、配偶者との死別、家族関係のトラブルなどの生活や人間関係の変化を背景にしていることが多い。孫が大学進学や就職で家を出たのをきっかけに発病することもある。若者は外の世界に羽ばたいていくが、老人は取り残される。女性では孫の子守による心身の疲労でうつ病に追い込まれることがある（後述「孫の子守でうつ病になる」参照）。

非日常的なエピソードをきっかけにすることも少なくない。具体的には引越し、旅行、法事などである。旅行はつねに他人と一緒にいて逃げ場がない。法事では日ごろ行き来のないひとに対応するために緊張している。共通しているのは、ひとに対する精神的疲労である。

引越しでは、それに伴うあれこれの心労、新しい生活環境での人間関係などによってそれまでの精神的秩序を乱す。強迫的な性格ではとりわけその傾向が強い。引越しがその個人の安定性をおびやかしたのではなく、引越しにまつわる人間関係や生活の変化に完璧に対応しようとして疲れ果てる（引越しの理由がトラブルや経済的な事情である場合には心因も重なっている）。心因性うつ病では引き金となった心因が取り払われると治るが、内因性うつ病では心因が解消してもうつ病の症状（不安、妄想など）が治るわけではない。不安は心因とは内容の異なる貧困妄想、罪責妄想につながっている。

80代、90代のうつ病

この年代にはじめてうつ病を発症するケースをみかけるようになった。これは高齢社会になったことによる新しいテーマであろう。多くは80代を迎えるまでしっかり者、まじめ、面倒見がよいといわれて生きてきたひとたちである。それだけに家族や身近なひとびとの戸惑いは大きい。診察での面接場面では本人は笑顔でしっかりと対応するために、治療者が症状や苦悩を軽く評価しがちだが、高齢者は一般に内界を積極的には語ろうとしないことを念頭に置く必要がある。

本人は、皆に迷惑をかけている、役に立たなくなってしまったと自責、罪責念慮（罪を犯した、迷惑をかけたと悩む）を強く訴える（しかし家族らはそんなことはないと否定する）。不安・焦燥感は強く、家族に関する貧困妄想（さらに共同体被害妄想：孫が学校でいじめにあっている、息子が会社を解雇されたのではないかなど）を示すことがある（第4章4「共同体被害妄想」参照）。行動にブレーキがかかり日中横臥して何もせず、外出しない、新聞、テレビをみない。食欲は低下する。睡眠障害では中途覚醒、熟眠感欠如がある。

発病のきっかけが明らかでないことが多いが、庭仕事や農作業のない晩秋から春に具合が悪くなったり、日中家で一人で過ごす（孫が大学進学で家を出たなど）などの生活変化が背景にあるケースもある。

加齢に伴う役割や立場の喪失、生活空間の狭隘化などを受け容れられない。〝役に立たない〟という言葉がそれを象徴している。のんびり暮らすことが不得手である。何もしないことに罪悪感をもつ。彼らはこれまでそれとは逆の価値観で一生懸命に生きてきたのだ。心身が健康でも80代、90代でその生き方を貫くことは厳しい。

うつ病（内因性）の臨床症状

うつ病は一人ひとりの症状に濃淡はあるが定型的な構造をもっているので、診断はそれをふまえる。端的には心的エネルギーが低下した状態で、それが身体にも及ぶ。感情、思考、行動、心理、睡眠、身体にどのように現れるかを整理すると次のようになる。

客観的症状

暗い表情、沈うつで活気がなくぼそぼそした話し方、口数が少ない。不眠や身体症状を訴えるが抑うつ気分や不安を自分から訴えることは少ない。しかしそれらについて訊くとおおむね肯定する。不安焦燥が強い場合には不安を強く訴え、一か所にじっとしていられずに動き回り、自分の頭を叩いたり胸をかきむしったりする。

主観的症状

・抑うつ気分

憂うつ、もの悲しい、寂しい、悲観的、絶望など。これらは非病的抑うつと共通しているが、非病的な場合は数日で薄らいでいくのに対して、うつ病では10日以上持続する。

自我感情は沈滞して、過去を過度に悔やみそれにこだわる。未来に対しては明るい展望がもてずにすべてに否定的となる。

・抑うつ心性

抑うつ気分の心理特性から微小妄想（貧困妄想、心気妄想、罪責妄想）を生じる。

貧困妄想では将来に対して悲観的で暗い見通しにとらわれる。何をしてもうまくいかない、自分の病気は治らない、治療費を払えない、貧乏になる、一家破滅する、と訴える。

心気妄想では、身体の不調を訴え重大な病気だ、がんだと信じ込み、検査で異常ないと説明されても本人にがんと言うはずがないと、別の医療機関を訪れる。ありえない身体感覚（体感というのは五官とは別の、「体が重い」「だるい」「皮膚の下に虫がいる」といった感覚）を訴えることもある。これらは第4章のコタール症候群、口腔内体感幻覚症の項で述べる。

罪責妄想では道徳的な過ち、仕事でミスをした、取り返しがつかない、迷惑をかけた、申し訳ない、自分などいないほうがよいと、客観的には不合理な悩みに苦しみ、それが希死念慮につながっていくこともある。キリスト教文化圏では神に対する罪の意識が強いが、わが国では世間もしくは所属する組織、身近なひとに対する罪悪感である。

・制止（抑制）

行動、思考にブレーキがかかった状態。能力が落ちたわけではないのでブレーキを外せば生活行為は保たれているが、その後の精神的疲労が大きい。

行動面では、何をするのも億劫、新聞・テレビをみなくなる、ひとに会いたくない、電話に出ない、長年にわたって続けてきた俳句、謡、書道の会に出なくなる、買い物に行かない、入浴しない、着替えない。

思考面では、料理で何を作るかを決められず、店では買う物が思い浮かばず、金額を計算できない。集中力が持続せず、すぐに飽きる。考えるのが面倒で「わからない」と答える。「もの忘れ」の訴えも多いが、注意集中できずにインプットされないことによるもので、脳症状の記憶障害とは違う。

法事、仲間の集まりや旅行に参加するとうつ症状は悪化する。それは他人に気を遣い精神的疲労が大きいことによる。うつ病者はとりわけひとに疲れる。

・不安焦燥

本人の苦悶は強く、しばしば周囲を巻き込む。

とりとめなく不安でじっとしていられない（不安が押し寄せてくる）。「苦しい」と言って横になるが、すぐに「こうしてはいられない」と言って起き上がり、歩き回り、「辛い」と言ってまた横になる。

身体症状

うつ病は気分の病であると同時に身体の病でもある。さまざまな身体症状がともなう。生気的抑うつとは身体のうつ状態である。

朝から疲れている（何もしていないのに「疲れた」と言う）、だるい、倦怠などを訴える。本人は睡眠障害と食欲不振のためと説明するが、うつ病そのものの身体症状である。
食欲の低下と便秘、及びそれに見合わない体重減少がある（1か月で5kg以上）。
種々の自律神経症状が認められる。動悸、多汗、盗汗《ねあせ》、めまい、冷感、熱感、便秘、下痢、吐き気、震え、しびれ、痛みなど。

睡眠障害

うつ病では、入眠障害はあっても軽い。中途覚醒（1、2時間で目を覚ます）、早朝覚醒（明け方早くに目を覚ます）が多い。うつ病の睡眠障害は睡眠薬では改善しないので、睡眠薬の多剤、多量服用は無意味である。抗うつ薬で睡眠障害も改善する。

日内変動

うつ病に特徴的な症状である。内因性うつ病ではうつ症状は朝に強く、夕方から夜になると軽くなる。これに対して反応性うつ病では夕方から辛くなることが多い。

これらの症状の構造は木に譬えると、うつ病は木の幹に相当し、症状は枝葉にあたる。眠れないために朝だるい、食欲がないと語られることが多いが、個々の症状を因果関係でとらえるのでなく、うつ病の症状としてそれぞれは並列関係にある。うつ病を理解するには感情だけではなく、意欲や思考や身体にどのように現れるかを知っている必要がある。

4　うつ病と病前性格

ドイツの精神科医クレッチマーがうつ病の性格特徴として「循環気質」を指摘して以来、下田光造による「執着気質」、テレンバッハによる「メランコリー親和型性格」などが提唱されている。これらがうつ病をもたらす大きな要因であることは広く認められている。

循環気質

クレッチマーはウィネンタール州立病院での経験から体格、性格と内因性精神病（統合失調症、躁うつ病、てんかん：当時てんかんは精神病とみなされていた）に一定の対応関係があることをみいだし、やせ型体型＝分裂気質、肥満型体型＝循環気質、闘士型体型＝粘着気質に大別した（『体格と性格』１９２１）。

そのうえで躁うつ病になりやすい病前性格を循環気質（躁とうつを交互に繰り返すので循環という。現代の双極性にあたる）と呼び、次のような特徴を挙げた。

基本的に社交的で善良、親しみやすく、周囲と同調しようと努め、社会的には現実的で適応はよい。その基盤の上に快活でユーモアに富み活発な「躁」と、不活発、物静か、柔和で沈鬱な「うつ」の感情の二極を示す。

その後クレッチマーの循環気質とは別の性格特徴を下田光造（1950）とテレンバッハ（1961）がそれぞれ独自に内因性うつ病の病前性格として取り出した。「執着気質」と「メランコリー親和型」である。これによりうつ病の精神病理学的研究は深まった。

執着気質

下田の執着気質とは、几帳面で仕事熱心、律義で正義感・責任感が強い、凝り性で完璧主義的な点は循環気質と共通している。もう一つの特徴は、一度起こった感情を長く持続させ、増強する傾向があることである。社会的には調和のとれた模範的な「確実人」（几帳面、律義、誠実、良心的など）と評価されるが、その几帳面さ、熱中性ゆえに精神的に疲労しても活動しつづけて、うつ病へと追い込まれていく。

この下田の執着性格論は、クレッチマーの循環気質が遺伝的・生物学的な視点からの静的な類型化なのに対して、感情の持続性による葛藤の増強からとらえている点が注目された。とはいえ下田のそれも体質、素質論を基盤にしている。

メランコリー親和型性格

それに対してテレンバッハは現象学的人間学の立場から性格と状況との関連をとらえて、それをメランコリー親和型と呼んだ。状況とは、木村敏によると「人間を規定したり、人間によって規定されたりする外面的・環境的なものではなく、人間と世界とが一体となって構成しているそのときそのときの情勢の横断面のことなのであり、換言すればその人の生活のこと」である（『自己・あいだ・時間』）。

メランコリー親和型性格は強迫性と対他存在（他者のために在る）の二本の柱からなる。

強迫性は、きちんとしていないと気がすまない、几帳面、用意周到、強い責任感などの秩序志向性を指す。これはきちんとしていないかもしれないという不全感と表裏一体である。不全感が彼の生の原動力であるといえるほどだ。しかし新しい課題や仕事量が増えたときに、そのすべてを完遂しようとしてできないために自己矛盾に陥る。

もう一つの対他存在とは、対人関係の基調として他者に配慮しトラブルや争いを避け、他者につくすことをいう。存在の基盤に他者の眼差しがある。その強迫性は強迫神経症では自己完結的であるが、メランコリー親和型では他者の評価をつねに気にする。

テレンバッハはそれをインクルデンツ（封入）とレマネンツ（負い目）という二つの鍵概念から解き、彼らが生きている状況のなかでうつ病へ、うつ病へと収斂していく発病準備状態（前うつ病状態）にあると指摘する（『メランコリー』）。

インクルデンツ

インクルデンツとは、秩序性の発露として身辺の整理整頓、仕事での勤勉、完璧主義、責任感、律義と、同調性の現れである対人関係への気配り（いやと言えない、争いを避ける、迷惑をかけないよう心掛ける）に努めることをいう。笠原嘉はこれを「秩序への志向」と「他人との関係の円満の維持」という（「不安・ゆううつ・無気力」『岩波講座 精神の科学3』所収）。自分の秩序を保つために他から嫌われないよう心掛け、他者の評価を気にする生き方である。それがレマネンツをもたらす。

レマネンツ

レマネンツとは、完璧主義と不全感とにがんじがらめに縛られることをいう。自己に対する高い要求水準に後れをとったという負い目で自縄自縛になる。良心的でつねに完璧を求める生き方は〝生きづらさ〟につながる。

メランコリー親和型のひとは、うつ病を発病する前から（つまり若いころから）、慣れ親しんでいる生活の秩序が周囲の状況で乱されたときに自己矛盾に閉じ込められ、病的とはみなされない程度の気分変調を繰り返している。若いときには社会的な責任が重くないために発病にいたらなかったが、社会的に責任ある地位につき、体力的に限界を感じはじめるころになると、うつ病の危機が姿を現し、周囲のひとびとに対する罪責念慮が前面に出てくる。

5　老年期うつ病の臨床　1

〔事例〕　壮年期に不安障害を発症、その後うつ病を繰り返した71歳男性　彼は企業の研究者として製品開発にたずさわり、まじめ、誠実な人柄で仕事は完璧、会社からも部下からも信頼された。出身大学で10年余にわたって講義した学究肌の人物。性格はメランコリー親和型。

50代後半に、息子ががんと診断されてパニック障害を発症、精神科を受診した。不安は、息子の病気が自分の老後の生活に影響するのではないかというもの。息子の手術後の経過が良好だったために不安はやわらぎ1年で治療を終えた。

64歳のときに、定年後の生活をイメージできない不安からうつ病を発病、3か月の自宅療養で回復して職場に復帰。関連会社への就職を提示され、再就職後も精神的に安定していたため2年で治療を終結した。

68歳のとき健康診断で直腸がんの疑いで要精密検査となり、うつ病が再燃した。検査で異常はなかったがうつ病は遷延して1年後に退職。3年後の現在も外来継続中。孫の高校受験のための数学と英語の指導を頼まれてそれに取り組むようになった。

この事例の経過と症状は精神科臨床では特異なものではない。3回の発症はいずれも現実の不安をきっかけにしているが、メランコリー親和型性格者が老いの過程で精神的に追い込まれていく特徴がよく現れている。そのことを箇条書きにしてみる。

・強迫性性格者は仕事や家族を自分のコントロール下におこうとする。しかし老いとともにコントロールしえない問題が多くなる。息子のがんがそれに当たる。自分の不安から息子家族を押しのけて主治医に病状、術後の予後などを訊いた。それは息子の死、または後遺障害による自分の老後への影響を心配したことによる。

・定年退職が間近に迫ったとき、経済的不安からうつ病になったが、妻はその心配はないと断言（彼が準備してきた、と）。準備万端であっても、新しい状況への不安が大きい。〝きちんとしていないと気がすまない〟とは、〝きちんとできないかもしれない〟事態に脆《もろ》い。関連会社への転職で安心した。

大学生が社会人になるのを避けて卒業を先延ばしすることを「青年期モラトリアム」（小此木圭吾）という。学校や会社という組織では自分の課題や役割、居場所をみつけやすいが、その枠が外れるとどうしてよいかわからず途方にくれる。自由を謳歌できない。老年期にも定年を先送りする「老年期モラトリアム」がある。

・68歳のときに健康診断で要精密検査と告げられると、不安焦燥をともなううつ病を再燃させた。

自分のコントロールできる問題ではない。不安とは実体がない。吉か凶かが定まらない段階では不安は強いが、どちらに決まってもそれに直面するようになると不安は消える。彼ががんの不安は精密検査で解消したにもかかわらず、うつ病を長引かせた背景には、新たな職場で自分が評価されていないという不満があった。

退職することでうつ病は軽減したが、妻と息子家族が朝出勤すると一人で家にいる生活に負い目をもっている。朝食をすませると布団に潜り込み無為に時間を過ごす。夕方に買い物、夕食のあと片づけ、新聞を読みテレビをみる。

夜、家族がそろうと安心するが、家のなかに自分の居場所がない。役割もない。家族はそれぞれ自分の世界をもち、もはや彼のコントロールを必要としていないのだ。そこに彼の虚しさがある。しがらみ、役割から解放され自由になったとき、自分らしく生きることを模索するより、不安と罪責感に苛まれる。

その根底に老いへの不安がある。完璧主義者の彼にとって老いはコントロール不能なテーマなのだ。だが、何もしないでよいという自由を満喫できないということは病的なのだろうか。彼はその価値観で生きてきた。彼にとってその価値観の転換は容易ではない。会社や家族は彼のやり方を享受してきたが、今では彼を必要としなくなった。こうして老人は時代から取り残されていく。

退職して3年が過ぎ明るくなりつつあるとはいえ、彼が抑うつから抜け出すには時間がかかる。

6　老年期うつ病の臨床 2

高齢者の精神科臨床も時代の移り変わりを映し出す。そのなかで女性の60代、70代の定年退職後のうつ病、80代後半から90代前半に初発するうつ病、その薬物治療の問題を取り上げる。

定年退職後のうつ病

定年退職は予期できる喪失体験にもかかわらず、多くのひとがうつ病になるのはなぜか。このことについては多くは男性で論じられてきたが、近年では女性患者も増えている。定年まで働く女性が増えたのであろう。

あるナースは精神科病院を定年退職後にうつ病になった。1年後に回復して次のように語った。

「先輩ナースが退職してうつ病になったのを何人もみたが、私はうつ病性格ではない、孫もいる、やりたいこともあるので縁がないと思っていた。ところが退職したら心にぽっかり穴が開いたようで虚しい。やろうと思っていたことに興味がわかず、眠れずだんだん抑うつ的になった。自分もうつ病になったと驚いた」と。

彼女は結婚して仕事をやめたが、夫が30歳で亡くなったため復職して一人娘を育てた。穏和な性格で人間関係のトラブルもなかった。30年間看護一筋に生きてきた彼女にとって対象喪失の穴は大きかったのだろう。

定年退職後のうつ病に、男女を問わず共通している点がある。それを列挙してみよう。

・退職して仕事や組織から外れたとき、どう生きてよいかがわからない。枠のなかでは自分の役割や居場所をみつけることができたが、枠から自由になったとき、何をするか、どこにいるかがわからない。65歳という年齢でそれをみつけることは容易ではない。
・〝何もしないこと〟への負い目がある。裏返すと彼（彼女）らはこれまで〝何かをする〟こと、役に立っていることが生きている証だった。その前半生の価値観から転換できない。何もしないでよい、これまで十分働いてきた、と言われても不安なのだ。後半生の生き方への転換は口でいうほど簡単ではない。
・家のなかに居場所がない。孫が離れていき、息子、娘の存在が大きくなる（主の座を奪われる）。妻が精神的に不安定になることがある。一日中夫が家にいる生活に慣れていない、これまでみえなかった夫の一面が目に入るようになり、評価が変わるなどによるのだろう。
・うつ病から抜け出しても、月1回の外来受診を欠かさない患者が多いが、1年、2年すると「年をとるとはこういうことだとわかりました」と言って患者の側から外来治療の終結を告げることが多い。3年以上受診を続けてからということもある。妻ががんを宣告されたのをきっかけに、家事などを引き受けて元気になった男性もいる。
年をとってから、これまでと違う生き方をみつけるには時間がかかるということであろう。本人がそれをみつけるまで、治療者から外来治療を終結しないでいるとそれがみえる。

孫の子守でうつ病になる

孫の子守でうつ病になる女性が少なくない。ある64歳の女性はアルツハイマー病の母親の看取りを終えて間もなく（介護でうつ病になり治療歴がある）、娘婿が末期がんと判明して3か月で亡くなった。娘は5歳、2歳の子を母親に託して働きに出た。母親は毎週娘の家に4泊して孫らの世話をして自宅に戻る。自宅の2日間は夫の世話以外はひたすら臥床している生活。3か月後に憔悴して精神科外来を訪れた。食事がとれず、体重は5キロ以上減、眠れずに無気力な状態が続いていた。

子どもと向きあうには同じエネルギーが要る（これは精神科面接、カウンセリングでも共通である）。60代の女性にとって幼少期の孫の世話による心身の疲労は大きい。原因ははっきりしているが、孫の世話から手を引くわけにいかない。抗うつ薬と娘宅に泊まるのを週2回にして徐々に抑うつ状態から抜け出してはいる。

巷間では〝何もしていないとボケる〟と広く信じられていて、初老の女性が孫の子守を担わされてうつ病になることは珍しくない。神谷美恵子の『生きがいについて』にも、老人の生きがいとして役割をもたせることが大切と記されているように、〝役割論〟は根強い支持を得ている。高齢者も信じている。だが子守は遊びとは違う。

一人暮らしを謳歌していた女性が突然「うつ」になる

70代、80代で一人暮らし生活を謳歌している女性が増えている。彼女らは娘（または息子）から同居を勧められてもそれを断る。同居して気を遣うより、一人で生活できる間は気楽がよいと言う。ボランティア活動、サークル、カルチャースクールなどで交流したり、俳句や書道など自分の世界を楽しんだりしてマイペースで暮らしている。いきいきしている、それだけの力がある女性たちである。

だがそんな彼女らが風邪や腰痛をきっかけに突然に寝たきりになる。眠れない、食欲がない、不安が強く何をする気力もわかないという。うつ病である。一気にうつ病（妄想という場合もある）へと進んだ背景には、要介護状態になることへの恐れ、ボケ恐怖がある。それが彼女らが一人暮らしを謳歌している裏側なのだ。元気と不安は表裏一体なのだ。風邪や腰痛が不安を現実化してしまう。老いの強さと弱さは合わせ鏡なのだろう。

その一方には淡々と老いを受け容れている高齢者がいる。彼らは衰えや病が現実になっても、うろたえたり抵抗したりせずに従容《しょうよう》とその現実を受け容れる。農村では黙々とあぜ道の雑草を取り除く老人をみかける。機械化や農薬の現代でも彼らはこれまでどおりに1本1本を手で取り除く。役割やボケ予防などのためではない。それがこれまでの生き方であり、自分の居場所であり役割なのだ。これまで生きてきたように老い、そして死を迎える。柔軟でしたたかなのだ。それは『八月の鯨』の大工ジョシュアでみてきた。

超高齢期にうつ病を発病する

前に記したように80代後半、90代にはじめてうつ病になるケースがある。しっかり者といわれる女性に多い。かかりつけ医から精神安定薬、睡眠薬、抗うつ薬のＳＳＲＩ（選択的セロトニン再取込み阻害薬）などを処方されて改善しないために精神科に紹介されることが多いが、それは精神科受診の前に改善しているケースもあることを窺わせる。具体的なケースを紹介する。

〔事例〕家族と暮らしている88歳の女性　夏には農作業と花の世話でいきいきしているが、3年前から秋になると何もすることがない、役に立たなくなったと悩んで不眠、イライラが強まる。家族は、この数年手を貸すことは増えたとはいえ、しっかりしているので困ると笑う。だがイライラが始まると食事もとらないので困惑していた。抗うつ薬マプロチリン20ミリグラムで改善、かかりつけ医に戻って10ミリグラムを継続、2年間安定していたので中止したところ再発、処方を再開して落ち着いた。

〔事例〕95歳の独居女性　2、3年前から顔面けいれんが出現する。顔面けいれんの治療薬ボツリヌス毒素治療を受けているが数か月前からよくならないと娘に頻回に電話するようになった。娘は独居不安を察知して家に引き取り精神科を受診。老母は抗うつ薬デュロキセチン10ミリグラムで焦燥感が消失すると娘の制止を振り切って一人暮らしに戻った。娘は息子（患者の孫）に買い物の同行を頼み、ヘルパー、デイサービスにより生活は安定し顔面けいれんは消えた。この2年間、毎月1回の外来通院と服薬は欠かさない。孫への感謝は口にするが、娘のことは一言も触れない。

2人とも平均的な超高齢者より知的にも身体的にもレベルは高い。気丈でしっかり者。ひとの世話はしたが、世話になったことはない。家族に対してもつねに優位だった。しかし85歳を超えるころから老いの現実に直面してこれまでのように生活できないことへの負い目が強くなった。前者は嫁の世話になって申し訳ないと言うが優位を禅譲する気はない。人格は保持されていて、心理的な子どもがえり（退行）はみられないか軽いので、愚痴のように聞こえるが、不眠を伴う焦燥感、食欲低下などから抑うつ症状である。

共通して患者は、気丈でこれまで誰に頼ることもなく自分を律してきたが、80代、90代になってそれが難しくなり挫折したというケースである。

超高齢者と抗うつ薬

超高齢者に三環系、四環系抗うつ薬は身体的負荷が大きい。そのためＳＳＲＩ、ＳＮＲＩ（選択的セロトニン・ノルアドレナリン再取込み阻害薬）が広く用いられているが、奏功していないケースが少なくない（奏功すれば精神科に回されないため、数はわからない）。その多くは中等度のうつ病なので三環系、四環系抗うつ薬で改善する。しかし高齢者のうつ病は「認知症が入っているのだろう」と薬物治療が検討されない傾向がある。この年代でも他の年代と同等のうつ状態が生じるので、治療はそれに準じる必要がある。そのためには副作用を熟知している精神科医が当たるべきである。

高齢者に抗うつ薬の長期投与は好ましくないという一般論についても同じことが指摘できる。治療により抑うつから抜け出しても老いの現実、生活状況は変わらない。薬を中止すると再発することが多いのはそのためである。本人の納得なしに薬を減量、中止すると不安を惹起しやすい。

減薬、中止の目安は、本人が眠気を訴えたり（効き過ぎのサイン）、薬を飲み忘れたり、やめたいと言い出すこと。大半はいつか薬から離れる。副作用（眠気、手のふるえや筋肉のこわばりなどの錐体外路症状、過鎮静など）の有無を毎回確認することは大切である。それにより患者・家族が副作用を意識する。

薬に依存するのがいいわけではないが、わずかの薬で今の生活を安定して過ごせるなら、建前論を押し付けない。患者の依存を肯定して治療に関する安心感をもってもらうほうがよい。高齢者医療とは彼らの生き方の傍らにいることである。

うつ病と認知症の鑑別

高齢者ではうつ病をディメンティア（認知症）と誤診されることがある（逆もある）。うつ病が記憶や認知機能に影響し、意欲低下が脳症状とみなされるためだろう。若い年代のうつ病と違い、せん妄をともなうこともある（薬物の影響によるだけではない）。

うつ病は感情の病であり治療法も対応（ケア）もディメンティア（認知症）とは異なる。そのため両者を区別して診断することは重要である。そのポイントを挙げる。

・うつ病は発症の時期をおおよそ特定できる。家族は発病の時期を1か月前、数か月前というように月、週の単位で遡ることができる。アルツハイマー病では年単位である。

・うつ病では日常生活行動（食事、更衣、排せつなど）は保持されている。アルツハイマー病では低下している。

・うつ病では場所・時間の見当識は保持されている。アルツハイマー病では障害されている。
・うつ病では人物の認知は保持されているので相手により言葉遣い、礼容などを使い分ける。アルツハイマー病ではにこやかに丁寧語を使うが、身近なひとも認知できない。
・うつ病では患者が記憶障害を訴えることがあるが、「心ここにあらず」で脳にインプットされないためである（脳損傷はない）。うつ病が治れば記憶力は改善する。アルツハイマー病では脳損傷によるので記憶としてインプットされない。
・うつ病では思考の制止のために心理テストや質問に対して即座に「わからない」と答えることがある（don't know answer）。アルツハイマー病では一生懸命取り組むができないか誤答する。誤りを指摘されても恬淡《てんたん》としているか取り繕う。
・うつ病では気分の障害（イライラ、不安など）、意欲の低下を自覚し悩んでいる。アルツハイマー病では、不安はあるが気分の問題を訴えることはない。

不安焦燥が強い時期、せん妄状態下では見当識障害、人物誤認、失禁などがみられることがあるが、突然の発症、他の機能が保持されていることなどからアルツハイマー病とは区別できることが多い。

7　高齢者のうつ病治療

うつ病治療の基本的なこと

うつ病は思春期・青年期の人格形成以降に発病する感情障害のため、回復したときにはもとの〝そのひと〟に戻る。人格形成の途上に発病する統合失調症との違いである。二通りの治り方がある。一群は、病気が治ると病中の悩みや自責の念をケロリと忘れて元どおりに戻る。このタイプが多いが、彼らは再発したときに以前と同じ症状に悩まされたことを覚えていないか、治ったことを忘れてずっと病気が続いていると強調する。

もう一群は、うつ病を通して自分を内省し、これまでの生き方を検証するようになる。このタイプではうつ病体験がその後の人生にポジティブな意味を生む。

治療に要する期間は、初期のもっとも辛い症状である不安焦燥は薬物治療で1、2か月以内に軽減できることが多い。抑うつ気分、抑制が解消するのは一般的には数か月。しかし年余から数年の場合もある。不安焦燥や罪責感、将来に対する絶望などで希死念慮による自死、または身体衰弱により死にいたることがある。早期の治療が望ましい。

治療にあたっては患者・家族に治る病気であると説明して、治療に要する時間の目安を示す（大切なことだ！）。むろん治療経過は教科書どおりではないという条件付きでだが。

うつ病の定型的な症状を説明することは治療に有益である。本人は非系統的に症状を訴えるが、それを精神医学的に整理して、うつ病による症状（抑うつ気分、微小妄想など、制止、身体症状、睡眠障害など）であることを説明する。それにより患者（家族）は個々の症状がうつ病によることを理解できる。

初回面接時に性格特性を把握する。それは治療者にとっては全体像の理解につながり、それを説明することで本人・家族はそれが発病や症状の背景にあることを理解できる。

ここから精神療法がスタートする。

うつ病治療の二本柱――薬物治療と精神療法

うつ病治療の基本は休息である。患者は発病の数か月前、ときには年余にわたりすでに不安や緊張による精神的疲労を蓄積している。回復にはそれに相当する時間の睡眠など心身の十分な休息を必要とする。うつ病の制止症状（何もしたくない）はそのサインである。

治療は薬物治療と精神療法の二本立てである。不安焦燥、制止、抑うつ気分が強い初期では薬物治療の比重が大きい。しかし精神療法はこの段階から始まる。治療は出会いから始まる。初回面接がその後の治療関係を左右するといって過言でない。

薬物治療と精神療法の基本的なことは成書に譲り、高齢者の精神療法のポイントを記す。

高齢者の精神療法の基本的なこと

「精神療法」という前に治療者の多くは「老い」を知らないことを指摘したい。治療者は今まさにそれを生きている患者、家族からそれを学ぶことが老年精神科の基本である。その上に精神療法は成り立つことを認識している必要がある。

精神療法は支持的精神療法と洞察療法、訓練療法に大別できる。

支持的精神療法

支持的精神療法とは、患者の苦悩や不安を共感的に受け止め、現実検討を通して再適応を図ろうとする手法で精神療法の基盤である。内的葛藤、症状について深く立ち入ることはしない。高齢者の精神療法も過去、現在のすべてを肯定することで現在の彼の地点に立つことができる。この点では一般成人の支持的精神療法と同じだが、治療者が自分の人生観、価値観を転換するよう求められる。老いに学ぶということである。

うつ病患者は過去を悔いる。そして現在の苦悩の源はこれまでの生き方にあると人生を全否定する。しかしこのネガティブ思考がそれまでの彼の生の原動力でもあった。それゆえに彼らは〝生きづらい〟。その生きづらさをネガティブにとらえる必要はない。

患者のすべてを肯定することは、この構造を解き明かし、〝これまでどおりでよい〟と過去の人生を肯定することである。それにより精神的に行き詰まったとき、疲れ果てたときに（それをテレンバッハはインクルデンツ、レマネンツといった）以前にも同じ陥穽《かんせい》にはまったことがあると気づくとゆとりが生まれる。変化しなくてよい。必要なのは自分を客観的に眺めることができるかどうかである。

洞察療法

洞察療法とは発病の状況や生活史（幼児期に遡ることもある）から、内的葛藤の原因や自己の病理について患者本人が洞察するように導く。精神分析療法（フロイト、ユング）、現存在分析（ビンスワンガー、ミンコフスキー）、非指示的療法（無条件の肯定と共感的理解、ロジャース）などがある。自己洞察にさまざまな手法があることは精神的問題が一つの解釈では解決しえないことを物語っているわけで、けだし当然であろう。

精神分析は老年精神科臨床では一般的ではない。自分の幼児期の親との関係をふまえて今の自分を考えることに意味をみいだす高齢者がいてもよいが、これまで述べてきたように高齢者の精神的問題は生活、人間関係、環境など現実との関係のなかで生じる。その根底に歪められた乳幼児期の人格形成が関与しているにしても、今の問題をふまえるほうが先である。

訓練療法

訓練により神経症の症状軽減を図る。森田療法、内観療法、自律訓練法（催眠療法）と近年うつ病治療に広く用いられている認知行動療法などがある。

認知行動療法

認知行動療法は古典的条件付け（パブロフ）に源をもっているが、アメリカの精神科医Ａ・Ｔ・ベックによるうつ病への認知療法の提唱（１９６７）により独自の治療体系として確立した。

ベックはうつ病者の認知（思考）の特徴として、幼児期から否定的な見方をもっていて、それがストレスにさらされたとき否定的自動思考として日常生活を支配し、うつ病へと追い込まれるとみなした。とりわけ認知の3対象（自分、経験、将来）に関する否定的な自動思考（「自分は役立たずな人間だ」「何をしてもうまくいかない」「これからもよくならない」）に支配される。

治療の目標は、患者に自動思考を自覚させ、認知の歪みを修正し、問題解決につなげようとする。治療はマニュアルに則り、面接16～20回、1回は30分以上で施行される。

精神療法の基本は、そうやって生きてきた70年、80年の生を肯定することである。「老い」とは生まれてからこれまでの生を背景にして今があるのであって、幼児期の問題を掘り起こしても限られた時間に大きな意味はない。悔いのない人生はない。悔いることはネガティブではない。自分の人生を振り返り、そのときとは違う視点で考えられるようになることが、老いの豊かさにつながる。

第4章　老年期の妄想

老年期には妄想が多い。妄想が多いもう一つの世代である若年層では、統合失調症、うつ病、心因性妄想など、テーマは疾患を反映しているが、高齢者ではそういう関連はみられない。というよりそれが特徴でもある。

妄想は多彩になり、特異的な疾患の枠に収まらなくなった。ディメンティア患者にも妄想がみられる。というより忘れやすく誤解しやすいので一般のひとより妄想が生じやすい。ディメンティアのひとにも心があると考えれば、不安や怒りによる人格の反応で妄想を生じるのは当然のことである。

高齢者の妄想は前章でみたように年代特有の心性を反映していることは多言を要しないであろう。妄想のテーマも他の年代にないものが少なくない。こうして高齢者の妄想を老い、生活、人間関係をふまえてとらえるようになったのは、ヨーロッパ先進国が高齢社会に突入した１９７０年代になってである。
本章では老年期妄想研究の歴史を概観して、この年代に特異な妄想を紹介する。

1　老年精神科臨床での妄想の比率

一般的には高齢者の精神症状といえば認知症とみなされるが、私が老人病院精神科で十数年間に診た患者280名の初診時の主訴では、もっとも多かったのは妄想であり、110名である。その他をみると、ディメンティア（認知症）109名、うつ病107名、神経症圏（不安神経症、強迫神経症など）79名、せん妄49名である（複数の主訴があるので重複）。この数字から高齢者の精神的問題はディメンティアに限らず、妄想、うつ病、神経症など多彩であることがわかる。なかでも心の問題（妄想、うつ病など）が多い。高齢者の受診が少なかった精神科病院や大学病院（高齢者は訪れにくい）より、老人病院の精神科外来は一般社会の高齢者の実態により近いと思われる。

わが国では近年、濱田秀伯《ひでみち》、古茶大樹《こちゃひろき》らが初老期以降の妄想をクレペリンの提唱したメランコリーの視点をもとに新たに考察を加えて『メランコリー』にまとめている。

2　精神医学は妄想をどうとらえてきたか

精神医学の潮流は第二次大戦後、大きく変化した。従来の症候や素質といった静的 static な見方から、現実の生活（人間関係、生活環境など）、生活史、性格特性などとの関連でとらえる力動的 dynamic な視点が導入された。その後生物学的精神医学が主流となり力動的精神医学は影をひそめ、臨床症状をスコア化する操作的診断法が広がっている。これらのことを理解するためには、精神医学の専門的知識を必要とするため、本書では立ち入らない。

老年期の妄想研究が統合失調症の呪縛から解放されたのは第二次大戦後のことである。それは高齢者人口が増加するにつれて妄想も多様となり、従来の精神病の範疇におさまらない患者が多くなったためである。この時代に力動精神医学（人間関係や社会との関係から精神病を理解しようとした）が導入されたこともあり、患者の生活状況や性格特性をふまえてとらえるようになった。

ここでは第2章でふれたドイツの優れた精神科医W・ヤンツァーリクの「接触欠損パラノイド」（1973）を通してそれをみていく。

接触欠損パラノイド

ヤンツァーリクは60歳以降に妄想を発症した患者のなかから、独居女性で施設や病院に入ると妄想が改善する一群を「接触欠損パラノイド」と呼んだ。妄想の主題はさまざまだが、人間関係を回復すると改善する。それがこの名前の由来である。

特異な点として独居にいたる経緯と、妄想が住宅境界（壁など）と結びついていることを指摘している。配偶者との死別が過半を占め、未婚、離婚がそれに次ぐ。このことから年をとって一人暮らしになった者が多く（未婚者を除くと）、孤立した状況での不安・抑うつが関与していることを指摘した。第二点の住宅境界とは、妄想対象が隣家や隣室の住民であり、妄想の内容は隣人が部屋に侵入する、故意に物音を立てる、毒物を部屋に撒くといった被害妄想につながっていることを指している。

生活における老いの孤独不安と、住宅境界の問題は貧困と直結している。ヤンツァーリクは女性に多いと結論付けたが、地域では男性にも隣室からの迫害妄想や嫉妬妄想がみられる（後述「嫉妬妄想」「隣の物音」参照）。この違いは、研究対象が精神科病院入院患者か一般社会で暮らしているかの違いによるのかもしれない。

ヤンツァーリクは老年期発症の妄想を、人間関係や生活から実証的に研究して、その後の老年期妄想に新しい視点を与えた点で意義深い。

3　老年期の妄想の特徴——統合失調症との対比から

老年期に妄想を呈する患者の大半は精神病の既往がない。精神的危機状況といわれる思春期・青年期や中年・初老期をクリアしてきた。そのひとたちが老年期にいたって妄想を抱くのは、老いがもたらす精神的負荷の大きいことを物語っている。脳の老化も与っていよう。年をとると誰もが妄想をきたしうるということである。

このことをふまえて老年期の妄想の特徴と若い年代の妄想性疾患（統合失調症）を対比すると次のように整理できる。

・テーマが世俗的、具象的である

高齢者の妄想は生活の現実にまつわることが多い。財布を盗られた、隣人が夜中に物音を立てる、ナースステーションで薬に毒を混ぜたと言っているなど、現実的、世俗的である。近隣や家族との軋《あつ》轢《れき》がある場合には、それを反映した内容になる。客観的に不合理なことを確信して譲らず、年余にわたり持続し、訂正不能である点は妄想の特性を備えているが、訴えが世俗的なために妄想と気づかれず「世話をしているのにドロボー呼ばわりされた」と受け止められることも多い。

・妄想対象が特定のひと

高齢者の妄想は特定の個人または2、3人が妄想の対象になることが多い。嫁、娘、隣人など身近なひとである。

統合失調症では自分をとりまく世界全体（環界）が迫ってくる、侵入してくる、と対象は漠然としている。

・心理特性：攻撃性

妄想の背景には自分の立場や役割、権益を奪われていることへの反撃・復権の思いがあり、妄想対象に対する攻撃性を内包している。

統合失調症では自分を取り巻く世界（ひと、環境など）が自我を脅かすという不安、恐怖が強い。

4　老いを映し出す妄想

高齢者の盗られたという妄想、心気的な妄想（「脳が溶ける」など）では妄想のテーマが他の被害妄想、迫害妄想に広がることはなく、それのみを訴え続ける。

こうした妄想の底流には老年期の喪失体験や孤独による不安・抑うつがあることはこれまでも再三述べてきた。妄想のテーマはそれを反映していることが少なくない。それはとりもなおさず老いを生きる一断面を物語っている。本章では盗られ妄想、コタール症候群、体感幻覚（妄想）、などでそのことをみていく。

盗られ妄想

高齢者の妄想のなかでもっとも多く、老年期心性をよく表している。

「盗られ妄想」の特徴

財布が見当たらないと、身近な主たる介護者（嫁、娘など）が「盗った」と攻撃する。攻撃は執拗で、財布が見当たらないのは妄想発症のきっかけだが、そこに長年にわたる人間関係へのわだかまりを窺わせる。妄想は抗精神病薬で改善することが多いが、長年の人間関係は改善するわけではない。攻撃される側がいじめてきたかといえば、必ずしもそうでなく、よい嫁姑関係だったということも珍しくない。

「盗られ妄想」の精神病理

身近なひと（主たる介護者）を対象にするのはなぜか。患者の性格特徴は勝気、世話好き、面倒見がよかったといわれることが多い。ということはつねに他者に対して優位に立ち、ひとの世話になったことがない。それが年をとり立場や役割を喪ったとき、奪われたと思い、復権の反撃に出たということであろう。患者は世話になっていると認めない（それは当然だと主張する）。

SOSのサイン

盗られ妄想が一人暮らしは限界というサインと思える場合もある。80歳を超えて15分の道を歩いて買い物に行くのが難儀になった女性は、遠方に住む娘に毎晩電話でこの妄想を訴えた。「助けて」と弱音を吐けないのだろう。娘家族が同居して妄想は消失した。

どう対応するか――本人へ、家族へ

妄想の場合は、訴えは〝盗られた〟にとどまらない。それへの対応は、内容についてコメントせずに話を聞くこと、妄想については否定も肯定もしないのが基本である。患者は自分の言い分を語り終えると攻撃性は薄らぐ。時間にして数分から十数分。それに対して話の矛盾を指摘したり、常識論で反論すると話は別の方向にとめどなく広がり泥沼化する。

治療やケアでは犯人と言われた側をフォローすることを疎《おろそ》かにしないことが大切である。いわれなくドロボー呼ばわりされて傷ついている。「認知症によくある症状」という説明では〝認知症のなせる業〟の域を超えられない。介護者には妄想の背後にある高齢者の心理特性と、妄想が特異な問題ではないことを説明するなどして理解を求める。それで人間関係が改善するとは限らないが……。妄想で歪んだ関係の修復を図るのが第一で、過去の関係は問題にしない（双方に言い分がある）。家族関係の歪みは以前からのことで年期が入っている。その関係改善を図るより、当面の問題を解決する。それにより彼らはもとの生活を取り戻す。老年精神科の役割はそこまでである。

これらのことは拙著（『老いの心と臨床』、『「老い」を生きるということ』など）でさまざまなケースを紹介したので、これ以上立ち入らない。

盗られ妄想は記憶障害のためとみなされることが多いが、私が診た症例42名のうちアルツハイマー病患者は29名（約70％）で、その他の13名にはディメンティア（痴呆）がなく、そのうちの8名（約20％）は妄想の消失後にもとの生活（一人暮らしなど）に復帰した。

よくある説明は「置いた場所を忘れて盗られたと思い込む」だが、それは妄想ではない。高齢者でなくても、カバンが見当たらないと「盗られた」と慌て、周囲のひとを疑うことはよくある。みつかると喜んで一件落着である。

嫉妬妄想

性的な相手や配偶者に親しい異性がいると妄想的に確信する嫉妬妄想は、老年期に特有というわけではなく、アルコール症、糖尿病、人工透析患者などでみられる。これらの疾患はインポテンツをともなうことが多く、その負い目が妄想の背景にある。そのため心因性妄想とみなされる。

高齢者では脳梗塞や、身体的精神的な衰えで立場が劣位になった側に嫉妬妄想が生じる。背景にあるのは自分を見棄てるのではないかという恐怖である。

性的な話をともなうので嫌われることが多いが、この構造がわかるとかかわりがよくなる。嫉妬妄想は、盗られ妄想、迫害妄想に次いで多い。80代、90代でも珍しくない。色ボケといわれるがディメンティア（痴呆）はないか、あっても軽い。

隣の物音――嫌がらせという迫害妄想

近年物音をめぐるトラブルが増えているが、そのなかにこの問題が含まれている。アパートの隣人が夜中に故意に大きな音を立てる、水道、ドアの音、テレビの音などで眠れないと訴える。対象は隣家、共同住宅の隣室もしくは上下の部屋の住人など、居住空間を接するものである。管理人や警察官が呼ばれてもそのときに音がしていないと、〝喧嘩〟として処理される。生活にかかわっている福祉事務所のケースワーカーは精神科に回す。

現実の生活音による問題と、妄想とが混在している。テレビ、ラジオの音声、話し声、水道水の流水音など生活音による睡眠障害は薬で改善を図る。しかし、故意にしている、嫌がらせだと主張する場合には妄想も視野に置いて経過をみる必要がある。2階から水を垂らす、ガスを吹き込む、猫の死骸をベランダに置くというケースもある。統合失調症と違って妄想が広がることは少ないが、反撃に出て「事件」になることがあるので要治療である。

一人暮らし、孤独という点で「接触欠損パラノイド」と共通しているが、患者の多くが中高年の男性（女性もいる）である。前に取り上げた接触欠損パラノイドは施設や病院に入ると妄想が改善したが、この妄想は社会で生活している高齢者にみられる。両者はおそらく同根なのだろう。

住居は壁越しに話し声や生活音が聞こえるような建物である。患者の多くは高度経済成長期を支え、バブル期にいきいき活躍したひとたちである。そんな彼らが時代の変化のなかで貧困に追いやられ3～4・5畳の居住空間に暮らす孤独が生んだ問題がほとんどの原因である。次の「幻の同居人」と同様に、高齢者の妄想は孤独な生活を強いられた抑うつ・不安と関連していることが多い。貧困の対策には住居の保障が不可欠という提言は重い（早川和男『居住福祉社会へ』）。

「幻の同居人」・こびと幻覚

幻の同居人

第2章でもふれたが、夕方、夜になると家のなかに誰かいると訴えて精神科を受診するのは、中高年になって一人暮らしとなった女性が多い。理由は離婚や配偶者との死別である。数週から2、3か月の一過性の非精神病性の症状である。受診しないケースも多いと思われる。

60歳のときに離婚した女性は、マンションに一人暮らしするようになって「夕方になると奥の部屋で人影が動く」と訴えた。幻覚と自覚していながらも不安が強い。孤立不安によると説明して精神安定薬を処方、不安が軽減して3か月で治療を終えた。

70歳のときに夫の急逝で一人暮らしとなった女性は3か月後から「夜目を覚ますと隣のベッドに誰か寝ている、背中しかみえないが夫に違いない、朝になるといないがシーツやまくらカバーに使った跡が残っている」と訴えた。彼女には不安はない。少量の抗精神病薬で幻覚は解消したが2か月後服薬をやめると症状は再燃した。9か月後に娘家族が同居し、孤独不安は消え日曜日に教会に行くようになって精神的に明るくなり、薬は必要なくなった。早すぎる夫の死を受容できず、娘家族が同居するまで幻覚が続いたケースである。彼女のなかで夫は生き続けていたのだろう。

アメリカの精神科医ロワンはこのような症状を「幻の同居人」と名付けた（1984）。

こびと幻覚

「部屋の片隅に子どもがいる」という幻視は高齢者に稀ならずみられる。色彩豊かなこびとが動き回るリアルな幻視は「こびと幻覚」といわれる。名前の由来は『ガリバー旅行記』である。周囲の事物の認知は正常で、身体疾患や薬物などによる症状精神病でみられることもある。せん妄とみなされることが多いが、それと違い幻視体験は鮮明に記憶されている。

幻覚の子どもは一人のこともあり、複数、または親が一緒にいるということもある。子どもは動き回っていたり静かに座っていることもあるが、声は聞こえないか聞こえても内容はわからない。患者は訝《いぶか》りながらも不安や恐怖はない。子どものために食べ物を置いておくこともある。

共同体被害妄想

高齢者では、自分に対してではなく、家族が迫害されているという妄想を訴えることがある。原田憲一は精神科病院入院中の高齢妄想患者を調べて老年期妄想の一つとみなして「共同体被害妄想」と呼んだ（1979）。

ある80歳の女性は息子が家のローンを返せずに債権者からひどい目にあっていると訴えた。また別の女性は孫が学校でいじめにあっていると言った。うつ病の貧困妄想、罪責妄想と共通の心理を窺わせる。息子や孫が否定しても妄想を訴え続けるが、必ずしも彼らの身を案じているともいえない奇妙な反応である。

コタール症候群

フランスの精神科医コタールは1880年に重症のうつ病にともなう奇妙な心気妄想（脳、心、肺、胃、腸などの身体器官がないと言う）を否定妄想と名付けて報告した。

本症の特徴の一つは奇妙な心気妄想（否定妄想。ドイツ語圏では虚無妄想という）である。身体器官がない、機能していないと訴える。これは自分そのものが存在しないという不安と苦悶をもたらし、自分のしていることさえ否定する反対症につながっていく。そしてこの苦しみから逃れようと自殺願望が強い。

これは精神病性の妄想である。重症うつ病の他、統合失調症でもみられることがある。精神科領域ではコタール症候群は稀といわれるが、老人医療の現場で14年間に数例を経験した。多いとはいえないが、稀ではない。これは高齢者のコタール症候群では身体治療が優先し、精神科に回されないことが少なくないためではないか。

高齢者にこの症候群が生じると、拒食、脱水、身体的な衰弱で肺炎、腎不全などに陥り、総合病院の救急治療室、ＩＣＵに搬送されることになる。

68歳で脱水、肺炎のため老人病院ＩＣＵに入院した女性は身体状況が改善しても無気力で、食事をとらず無表情なため、ナースがうつ病を疑い精神科に回した。精神医学的には入院1か月前からうつ状態となり、1週間前から不食となり脱水で一気に身体状況が悪化したと考えられる。精神科医療が対応できる身体状況ではない。ＩＣＵスタッフがうつ病と気づかなければ精神科医の目には触れない。回復への意欲がないと身体的な改善が捗《はかど》らずに死にいたることもある。高齢者のコタール症候群が精神科医の目に触れない所以である。

このように高齢者のコタール症候群は、一般科の医療スタッフ（医師、ナースら）と、精神科の連携が必要とされるテーマである。事例からそれをみてみる。

〔事例〕 71歳女性・コタール症候群　彼女は理系大学院を卒業後、研究職となり、結婚して教職に就いて、65歳で定年を迎えた。70歳のときに夫が急逝、単身生活となりうつ病を発症。精神科クリニックで治療を受けたが半年後に病状が悪化し拒食。1週間後に脱水、肺炎を併発。精神科の要請でＩＣＵに入院した。

入院後抗生剤で腎機能が低下したが2週間で危機を脱した。拒食と経口摂取不能のため点滴、経管栄養（鼻腔チューブ）、ＩＶＨ（中心静脈栄養）などにより体力維持を図ったが、低栄養状態による褥瘡を生じ、外科的処置を施し回復に6か月を要した。その後、リハビリテーションで身体機能の回復を図り、入院16か月で自宅に退院した（娘家族が同居）。

この間の精神状態は、抑うつと、何をするにも億劫な制止症状のほかに特異な精神症状を呈した。点滴や経管栄養の処置には「血管には血液は流れていない、胃と腸はつながっていないので無駄です」「脳が溶けて喉の後ろを流れ下りている」と訴えた。しかしスタッフが注射するのを拒否せず淡々と受け容れ、生への希求を窺わせた。

自分でトイレに行き、家族の面会時にはお茶、果実を口にしているのに「歩けない、飲めない、言葉もしゃべれない」と、していることをすべて否定する（反対症）。こんなに辛いなら死んだほうがいい（希死念慮）という一方で、死ぬことも許されないと不死妄想を口にした。

身体的な状況のために抗うつ薬の使用は制約されたものの、体力が回復した6か月後からうつ病治療は軌道に乗った。それ以降は拒否が消え、夫の死による孤独不安を語るようになり1年後には退院を希望、16か月で退院にいたった。

退院後は精神科クリニック外来に戻り、精神的に安定して日常生活は病前同様にできるので、1年後に本人が抗うつ薬を中止。1か月して不眠と不安が再燃したためごく少量の抗うつ薬を再開して回復、その後は落ち着いている（退院して3年）。

入院中にかかわったのは内科（呼吸器、腎、循環器）、外科、整形外科、口腔外科、リハビリテーションョン科のOT（作業療法士）、PT（理学療法士）などである。それなしには精神科治療は成り立たなかった。

この事例のように、鼻腔チューブの挿入や点滴などの身体治療や処置に対する拒否はないことが多い。「無駄です、無意味です」と言いながら、処置が終了するまでチューブや注射針を抜去することはない。生への願望を窺わせる。

死ぬことも許されないという不死妄想は、未来永劫この苦しみを背負って生きていかなければならないという罪業妄想による。痛覚脱失（注射針で刺されても感じない）をともなうことが知られている。

森本陽子は、コタール症候群では否定妄想を呈する患者の性格特徴として、抑うつ的で無口、きまじめ、思いやりがあると指摘している（「コタール症候群」『メランコリー』所収）。

体感幻覚症

「体感」「体感症（セネストパティー）」「体感幻覚症」という言葉は、高齢者では患者が少なくない割に、一般になじみが薄いのでまず言葉を説明する。

体感とは

体感とは五官（視覚、聴覚、嗅覚、味覚、皮膚知覚）とは別の感覚で、〝今日は身体が重い（あるいは軽い）〟とか、だるい、疲れた、体調がよいといった身体感覚をいう。うつ病の、朝から疲れている、だるいという訴えがそれに当たる。うつ病は感情の病というだけでなく身体の病でもある。それを生気的感情の低下という。うつ病の身体症状にはこれと別に動悸、発汗異常、めまいなどの自律神経症状がある。

体感症（セネストパティー）あるいは体感幻覚症とは、ありえない身体感覚をいう。たとえば「脳が溶けて喉を流れ下りる」「足の裏に小さいボールがたくさんあって痛い」「子宮に蛇がいる」「歯茎の間から小さなボールが出てくる」といった訴えである。

幻覚とは

幻覚とは、19世紀フランスの精神科医エスキロールが「対象なき知覚」というように、五官をもとにしている。誰もいないのに声が聞こえ（幻聴）、何もないのにみえる（幻視）。幻覚にはそのほかに幻嗅、幻触、幻味などがある。それに対して雲がひとの姿にみえ、壁にかかっている帽子がひとの顔にみえるのは幻視ではなく錯覚である。

精神症状と結びつきやすいのは幻聴と幻視である。統合失調症では〝ささやくような人声〟が特徴である。それに対してメロディーや〝飛行機の音が人声に聞こえる〟というのは機能的幻聴といい、統合失調症とは別の疾患に多く、幻視は統合失調症では少ない。統合失調症の患者がそれを訴えた場合には薬の副作用など身体的基盤（身体疾患、薬などによるせん妄）を疑う。

異常知覚は正常の知覚とも幻覚とも言い難いものをいう（両者の中間的症状）。しびれ、むずむず、もやもや、ズーンといった表現をとる。「右肩が重くなりズーンと電気のようなものが左足に抜けた」「みぞおちがもやもやして気持ち悪い」と言う。本人が訴える個所には何の異常も認められないことが多い。高齢者ではこれが多い。「歩くと足の裏が痛い、皮膚の下に小さいボールが入っている」という訴えは知覚異常と体感幻覚が重複している。高齢者では足の裏に何か入っているように感じ、それが痛むことはよくある。それをボールと確信して、年余にわたって訴えるのは妄想の範疇に属するのだろう。

このように知覚異常と体感幻覚の境界は不鮮明である。高齢者の体感幻覚は多彩である。子宮に蛇がいる、胃と腸はつながっていないという場合はその異常性に気づきやすいが、高齢者には身体各所の知覚異常が多く、体感幻覚との境界がはっきりしないことが多い。

どこで線を引くか？　多くは神経学的に整合性があるかないかで区別できる。たとえば、下腹部痛を「この部位の腸が捻じれている」という場合には、腸の動きを伝達する知覚神経は存在しないので幻覚である。

具体的な訴えを口腔内体感幻覚症と皮膚（腸管）寄生虫妄想でみてみる。

口腔内体感幻覚症

この訴えはよくある口腔内の知覚異常なので幻覚と気づかれにくいが、高齢者では珍しくない。「口のなかに唾液とは違う液体が出てくる」とそれを拭い、毎日ティッシュペーパー3箱がくずかごに消える。指で拭って何の変哲もない唾液を差し出すひともいる。歯痛、上顎の痛み、歯茎からボールが出てくる、と訴えはさまざまだが、一人ひとりの訴えは変化しない。訴えにこだわり、話題をほかに転じるのは難しいことがある。しかし「誰それのせいだ」と被害的な妄想に広がることはない。

歯科、口腔外科、耳鼻咽喉科では異常なしと言われる。しかし症状は続く。疾病恐怖ではなく心気症状である。編み物をしている間は症状がない、孫が出産で1か月間滞在した間は訴えがなかったというように、何かに夢中になっているとき、孤立不安が解消している間はこの症状は後景化する。食事は支障なくとっている。睡眠や生活リズムに大きな異常はない。ADL（日常生活動作）は保たれていることが多い。

本症は強迫性格と相関が強く、うつ病の既往をもつものが少なくない。うつ病の治癒後にこの症状が前景化し、うつ病が再発すると後景化する例がある。背景に老いへの不安・戸惑い、共同生活のなかでの孤立、独居、老人ホームでの不適応などがある。

彼らは身体症状の解決を求めているのではなく、〝わかってほしい〟のだ。訴えは数か月、1、2年、ときには数年以上続く。抗うつ薬、抗不安薬が奏功することはあるが（強迫性が緩和されるためか）、薬物治療の効果は限定的である。訴えを否定せず、耳を傾けると、患者から話題を変えることが多い。

皮膚（腸管）寄生虫妄想

体感幻覚は身体部位を選ばない。脳に関するものでは「脳が溶けて流れ下りる」「脳がグルっと動く」などと訴える。性的な体感幻覚は独居女性にみられる。子宮に蛇がいる、夜中に性器をいたずらされるなど。統合失調症では「寝ている間に足の血管から血液を抜かれる」と体感幻覚が妄想の一部をなしていた。

下肢の「むずむず症候群」で知られるスウェーデンの精神科医K・エクボムは、皮膚がむずむずる、虫が皮下を這っている（蟻走感《ぎそう》）と訴える初老期患者の症状を皮膚寄生虫妄想と名付けて報告した（1938）。「腸に寄生虫がいる」というものもある（腸管寄生虫妄想）。これが虫だとごみや糸くずの類を提示したり、部屋を消毒したりする患者もいる。知覚異常（むずむず感やかゆみなど）の妄想加工である。患者はこの訴え以外には知的、精神的に異常はなく、ADLは自立している。

この症状は抗パーキンソン病薬を服用している患者にみられることがあるように、せん妄、身体疾患による妄想としてみられるほか、統合失調症やうつ病に生じることもある。

重複記憶錯誤

重複記憶錯誤は妄想ではなく、脳器質疾患の記憶錯誤である。自分の家に帰り着いたのに、別のところに自分の家があると言い、目の前のひとと同じ人物が別の場所にいると言う。脳器質疾患にみられるが、見当識は保たれていて、場所、人物の認知は障害されていない。嫉妬妄想で入院した83歳のある男性は、妻が主治医Aと密会していると訴えた。翌日A医師がそれを確かめると、「あなたとは別のA医師だ」と答えた。

現実の対象は正確に認知しているのに、家（あるいは場所）や人物に関する体験が二重に現れる。現実の対象と回想された記憶とが同一視されることなく連続性もない点は、妄想や既視感（デジャヴ）と異なる。

記憶錯誤は追想の障害で、過去の体験を誤って、あるいは変形、歪曲して追想することを「誤記憶」といい、実際には存在しないことをあったこととして回想するものを「偽記憶」という。空想、作話、大言壮語などがこれに含まれる。

人物誤認——カプグラ症候群

一般的な人違い（人物誤認）とは、友人と思って声を掛けたら別人だったというように、未知のひとを既知のひとと見間違える。健忘やせん妄などで生じやすいが、健常人でも珍しくない。アルツハイマー病では、息子に「息子をみかけなかったか」と訊く妙な人物誤認がみられる。

精神医学でいう人物誤認とは、家族を「似ているが別人だ」と言うように熟知のひとを未知のひとと言うものである。1923年にフランスの精神科医J・カプグラが報告した「瓜二つ錯覚」である（替え玉妄想ともいう）。彼の報告した症例は、血統妄想（次項参照）をもった女性が、夫や娘を〝瓜二つだが別人〟と訴えた。対象は正確に認識している。にもかかわらず同一人物と認知しない点が特異的である。同一性の否定である。

〔事例〕60歳女性、統合失調症　60歳のときに統合失調症を発病した女性は、夫について「夫ではない、別人だ」と言うようになり、1年後には息子にも同様のことを言った。その後「監視されている」「盗聴器が仕掛けられている」と関係妄想が出現して精神科病棟に入院した。

彼女は入院直後は面会に来る夫、息子を別人だと主張していたが、統合失調症の症状が改善するのと並行して「似ているけれど別人だ」「あるいはそうかもしれない」と変化し、3か月後にはカプグラ症候群は消えて家族にともなわれて退院した。退院後、服薬を中断してカプグラ症候群が再燃したが、服薬を再開すると回復して日常生活はこれまでどおりに送っている(3年半後の経過)。彼女は夫と息子が仕事で夜遅くに帰宅する生活での孤立不安から、60歳で統合失調症を発病、家族の否定にいたったのであろう。

カプグラ症候群は多くが家族など身近な人物を対象にする。報告ケースのほとんどは女性(保崎秀夫)で、自分に関する同一性は保たれている。

家族否認症候群

木村敏(元京都大学教授)は統合失調症で家族であることを否認する妄想の背景には、「自分は高貴な家柄の出なのだ」という出自に関する誇大的な妄想(血統妄想)があると指摘する。現在の家族の否定である。木村は「家族否認症候群」における自分の家族の否認は、来歴として規定されている自己の現在を改変して、将来への可能性を広げようとするものと論じている(『自覚の精神病理』)。

本章では高齢者にみられる妄想(脳器質性疾患の症状も含めて)をみてきた。ディメンティア(痴呆)があろうとなかろうと、妄想は脳の損傷による症状ではなく、不安や怒りや抑うつなどによる人格の反応による。認知症とは脳の損傷による障害を意味する。「認知症」とレッテルを貼るのでなく、そのひとに興味をもち話に耳を傾けると、不合理なものではあるが、現実の生活（人間関係や生活環境など）が映し出される。そこから彼らがどんな世界に生きているかがみえてくる。

それにしても老年期に妄想が多いのはどうしてだろう。大半は精神病の素因を有していないひとたちである。多くは役割や立場を喪ったという思いや見棄てられ恐怖、隣人からの嫌がらせによる。いずれも現実の生活が関係している。

財布や預金通帳が見当たらないので盗られ妄想が生じたのではない。妻の帰宅が遅かったので嫉妬妄想で攻撃するのでもない。その底流にある依存―攻撃を見据える必要がある。家族やケアスタッフはそのことを理解しなければならない。それがなければ治療もケアも成り立たない。

「幻の同居人」とこびと幻覚では対象の顔がみえないことが多い。そこに「願望」が透けてみえる。みたのは後ろ姿であり影である。夫が亡くなったことを認識していながら、「夫に違いない」と思う。廊下を横切った影は離婚した男とは別の誰かである。こびと幻覚ではさらにそれがあからさまである。幻覚を楽しんでいる。自分の食事を残して〝そこ〟に置く。ときに不安を反映して蛇、鬼がみえることもあるが、中心にあるのは不安でなく寂しさである。

コタール症候群、体感幻覚症では背景に強迫性格とうつ病を指摘できる。コタール症候群は高齢者では生命の危機により精神科医療の外にあるが、体感幻覚症は高齢者に多い知覚異常（しびれ、痛み、違和感）と重複して見過ごされやすいことも併せて指摘したい。

若いころ、一過性に幻覚妄想を体験したひとの話

本書のテーマから外れるが、若いころに一過性の幻覚妄想状態を体験し、治療を受けることなく治ってしまうケースがあることを知った。偶然が重なって本人から話を聞くことができたが、精神科医として貴重な経験なので紹介する。

妄想発症で入院した高齢の患者の家族から経過や生活史を聴取しているときに、老親の症状が妄想であると説明されると、「私も若いころに幻聴があった」「監視されている、つけられていると怖かった時期がある」と自分の若いころの体験を語った50歳女性がいた。高校生のときに、ささやくようなひとの声に悩まされた。内容は聞き取れなかったが、気味が悪く授業もうわの空だった。自室にこもり家族とも会話しない生活だったが、1年で声は消えて生活も元に戻った。

もう一人は60代の女性で、大学時代に失恋を契機に周囲から監視されている、つけられていると感じるようになった。大学には通い友人とは交わっていたが、誰にも言えず辛かった。彼女も1年余でいつの間にか気にならなくなった。

2人とも精神科の治療歴はなく、1年で症状は消えてそれ以降は社会人となり結婚、育児、老親の介護、と健常な生活者として現在にいたった。自分が異常と思ったことはなく、そういう体験をしたことも忘れていたが、親の症状の説明を受けて思い出したという。このような一過性の精神病状態は精神科医の目に触れないで通り過ぎていくので、どのくらいあるのかも窺い知る由もない。「病的」と「非病的」とははっきり線引きできないことを物語っている。

第5章　隠喩としての「認知症」

「仰々しくも隠喩に飾りたてられた病気が二つある—結核と癌と」とはスーザン・ソンタグの『隠喩としての病』の本文冒頭の文章である。その例としてカントの『人間学』にある「純粋な実践的理性にとって、情熱とは癌であり、屢々《しばしば》治癒不能である」を紹介している。19世紀に疫病（ペスト、コレラ）による大量死が克服されると、個人の死である結核とがんが得体のしれないおぞましい病と恐れられ、病気を超えて隠喩として、比喩として用いられるようになった。カントはそういう時代にいた。結核は治療法が確立すると隠喩として用いられることはなくなり、エイズがそれに代わった。

高齢社会では「認知症」が高齢者の社会的な死（「役立たずの生」にせよ「援けてあげなければならない生」にせよ）を意味する隠喩となっている。それに対峙する言葉として最近「健康長寿」が登場した。ピンピンコロリという語もある。こうして老いは「認知症」と非「認知症」（健康長寿）に二分されるようになった。

「何もしないと認知症になる」と不安をあおり、認知症予防が商品化される。ミスをすると「ニンチか」とからかわれ、俳句や囲碁の紹介には「認知症予防」が並ぶ。今や「認知症」は医学的な用語を超えて〝望ましくない老い〟を意味する隠喩として、「ニンチ」は蔑称として、世に広まっている。隠喩としての「がん」や「結核」が医療の対象になることはないが、「認知症」では隠喩が病名に転じて薬を飲まされ施設に収容されることがある。

ソンタグは、病名が隠喩となると病気に対する正しい理解が歪められると指摘しているが、「認知症」という言葉は高齢者の精神的問題についての理解を歪めてもいる。浴風会病院で家族のための「痴呆医療相談」の窓口を開いていたが、相談の3割は痴呆でなく、抑うつや妄想だった。かくのごとく高齢者の精神的問題は痴呆とみなされる。本章では、「認知症」という言葉が一般社会でどのような意味で用いられているかを整理してみるが、そこから一人ひとりの精神的問題や多様な生き方がみえてくるはずである。「認知症」と一括りにするとみえてこないものがある。

認知症という言葉について付記すると、厚生労働省が「痴呆」は侮蔑的、差別的であるとして2004年に「痴呆に替わる用語」として提案し、広く使われるようになった。認知症の定義は痴呆と同じで、脳の器質的損傷、病変により知能および精神機能の低下、人格の変化をきたした状態をいう。ところが認知症という言葉が元来の意味を表していないために概念が曖昧になり、「脳の器質的損傷による」という垣根を超えて広まった。痴呆は症状を表し、痴呆症は病名として用いられたが、「認知症」としたために症状としても病名としても用いられて混乱を招いている。

1　どんなことが「認知症」といわれているか

世の中では高齢者の〃おかしな〃言動はおしなべて「認知症」といわれる。年をとり忘れっぽくなったことまで……。医療・福祉の現場でも同様である。「認知症」という言葉は、脳による問題、心理的な問題、病的と非病的なことが入り混じっている。認知症を取り囲む問題を理解することは、認知症を理解することにつながる。そのためにこれらを精神医学的に次の4群に大別して概観する。

①　脳の問題

急性：せん妄（急性脳症状）

慢性：ディメンティア（痴呆。狭義の認知症）、失語、失行、失認など（神経心理学的症候）

高次機能障害

＊老化に伴う精神機能の衰え（非病的な物忘れなど）

②　心の問題：精神症状、感情障害、神経症圏の障害（不安、パニック障害など）

③　行動の異常

性格による問題：心気症状、強迫症状など

行動異常：行動化など

人格の偏り：偏屈、ごみ屋敷など

④　二次性ディメンティア（非病的）：引きこもり、精神的貧困化

このなかで脳由来の症状は①のみである。それ以外は脳症状ではない。だがディメンティア（痴呆）のひとには②以降の問題が生じうる。不安、強迫的なこだわり、妄想、抑うつ、異常行動などである。高齢者の精神的問題は「脳か心か」の二分法ではなく、「脳も心も」という複眼的な視点が必要である。ところが高齢者の精神症状は認知症によくある症状といわれBPSD〔Behavioral and Psychological Symptoms of Dementia〕（認知症にともなう行動・心理症状）と一括りにされ、その症状の背景に目がいかない。

①の脳症状については第6章、第7章で改めて記し、本章では②以降のそれぞれについて解説する。

2　心の問題について——「脳か心か」から「脳も心も」へ

不安、抑うつ、妄想などの心理的な問題は脳症状ではない。ディメンティア（認知症）の患者も健忘や誤解から抑うつ的になったり妄想を抱いたりする。それをBPSDという。かつてはディメンティアの随伴症状、周辺症状といわれたが、認知症患者の心理的反応と位置づけられた。

BPSDという言葉は、易刺激性（些細な刺激にも反応して感情をたかぶらせる）、興奮、焦燥、

脱抑制（衝動や感情をコントロールできない）、異常行動、幻覚、妄想、不安、多幸感、感情の表出のない無表情、夜間行動異常、食行為の異常などの精神症状・異常行動を指し、その背景に生物学的要因や社会心理要因が絡みあっているとみなす。だがこれらの精神症状・異常行動をBPSDとひとまとめにすると、一人ひとりの個別性はかき消され、なぜ精神症状や行動異常にいたったかという患者の思いは伝わってこない。

第4章「老年期の妄想」の「盗られ妄想」でみたように精神病理学は妄想を判断や観念の異常によるとして、脳の損傷を研究対象から外してきた。ところが高齢者はアルツハイマー病でなくても記憶力や認知機能は低下するうえに、妄想のテーマが世俗的、具象的なために脳症状（認知症）とみなされがちである。観念の異常という構造は共通している。違うのは高齢者のそれが現実の人間関係や生活状況を映し出していることである。

それは妄想に限らない。本章では人格（そのひとらしさ）が関与する問題、異常行動といわれる問題をみていく。

3　行動の異常――老年期人格障害ほか

ロシュフコーは〝老人の狂気は狂人の狂気より狂気だ〟（『箴言』）と言っているが、たしかに高齢者の異常行動は激しい。衣類やシーツを裂く、裸になる、失禁、弄便《ろうべん》、叫声《きょうせい》……。理解を超える異常性ゆえに「認知症のため」とみなされるが果たしてそうか。子どもにも同じ異常行動がみられるが、子どもも高齢者も内界を言語化しえず行動で表現しようとする。

高齢者の異常な言動、性的な脱線行為、盗癖、無用なものの蒐集、ごみ屋敷などは「認知症」、「老年期人格障害」といわれ、精神科に持ち込まれる。だがこれらは「病気」ではなく、社会的規範から逸脱した「異常」である。

「徘徊」する老人を迷惑と思うひともいれば、温かく付き添うひともいるように、育った環境、教育、社会生活などを反映して一人ひとりの価値観、人生観や文化は違う。それが社会の寛容度（迷惑度）の違いにつながる。

異常行動、人格障害は精神疾患によることもあり、家族や社会のかかわる問題であることもある。それらが精神科医療に持ち込まれると、医療者の価値判断と立場性が問われることになる。治療の原点は患者の立場に立つこととはよくいわれるが、異常行動の臨床ではまず徹底的に患者の側に身を置くことから始まる。自分の価値基準を極度に広げて、彼らの価値観を肯定する。医療者の役割はそこにある。そして医療の枠のなかで解決しえないときは社会に戻すことが肝要である。医療はオムニポテント（全能）ではない。

以上のことをふまえて老年期によくみられる異常行動のいくつかを記す。

確認癖——5分前を忘れる

「今日、孫は来るかね」、「デイサービスの迎えはまだか」など同じことを何回も訊いて介護者を悩ませることがある。忘れたのではなく、気になるための確認行為である。覚えているから訊くのだ。

確認癖は強迫性格者に多い。高齢者では忘れを気にする場合もあり、自分に関心を向けてほしいときもある。それゆえに「さっき言った」と怒鳴られても繰り返す。それで関係を確認して安心する。

確認癖に悩まされているひとも共通の性格である。このことは見過ごされがちだが、確認癖はこの双方向の関係で成り立っている。きまじめで律義、訊かれると答えなければいけない。そういうひとがターゲットになる。まじめに答えてくれないひとには訊かない。

対応のコツは、似た者同士と心得て、対抗しないことである。強迫（確認癖）のエネルギーは大きいのでまともに対応すると負ける。それより「さっきも訊いた」と笑ってさらりと受け流す、さりげなく話題を変える、用事を思い出したと言ってその場を離れるなど。それで事態が悪化することはない。そういう対応が不得手なひとが被害者になる。

確認癖に効く薬としては抗うつ薬があるが、効果は半々である。

コルサコフ症候群

付言すると、昔のことは覚えているのに「5分前のことを忘れる」特異な症状がある。コルサコフ症候群である。頭部外傷、脳炎、アルコール症などで、乳頭体など記憶に関連する脳の部位が損傷されたことによる。損傷前の記憶や知識は保たれているので、日常生活の行為に支障はないが、受傷後は同じ新聞を何度読んでも新鮮なニュースばかりなのだ。小川洋子の小説『博士の愛した数式』はコルサコフ症候群の老数学者と少年の交流が温かな筆致で描かれていて好ましい。コルサコフ症候群が生活の場でどのように現れるかもよくわかる。

アクティングアウト（行動化）――攻撃性の表現

高齢者の異常行動は失禁や弄便、破衣、食糞など、概して他の年代より異常性が強い。「認知症」とみなされがちだが、ディメンティアの有無にかかわりなく不安や怒りを行動で表現している（行動化）ことが多い。弄便は子どもでもみられるが、高齢者でもみられる。両者ともに抗議や怒りを言語化できないため行動で表現することになる。

あるアルツハイマー病女性にみられた弄便は、娘が母親の着衣失行（衣類を自分で着られなくなる）に対して、着替えの特訓を課したことへの怒り、屈辱感の表現だった。娘が特訓をやめて、衣類を順に手渡したところ弄便行為は消え、穏やかな母親に戻った。娘の介護（善意の）が母親を追い詰め異常行動に走らせた例である。

異常行動に目を奪われがちだが、生活状況との関連で検討し、介護者との緊張した関係、生活上の変化などを本人の立場で考えると理解できることが多い。

「老年期人格障害」とは

高齢者が偏屈や頑固、怒りっぽい、つねに不機嫌などで周囲のひとびとを悩ませると「老年期人格障害」とレッテルを貼られる。先述したように人格障害とは医学的な基準によるのではなく、社会が悩まされる（本人が悩むものもある）という社会的な基準での人格の偏りをいう。精神医学では精神病質、異常人格などといい、病気とは区別していた。この問題には老年精神科臨床でもしばしば遭遇する。

老年期に人格が変化したわけではない。若いころは本人に自活する力があるので周囲は近寄らずにすんだ。しかし彼が年をとり暮らしでの自立が難しくなると、周囲がかかわらざるを得ない。そのとき彼がそれまでの生活スタイルを変えないと問題視され、精神科医療に持ち込まれる。このように大半は老いにともなう関係性の変化からきている。

妄想型人格障害

自分の権益が侵害されたと妄想的に確信して、相手を攻撃するひとがいる。妄想型人格障害という。老年期に顕在化することが多い。隣家との境界線をめぐるトラブルをきっかけに「ガスで殺そうとする」と攻撃したり、預金通帳の自動引き落としの記載をみて銀行員が勝手に下ろしたと抗議したり、1年前の年金振り込み通知書を郵便局に持ち込み「まだ来ていない」と怒鳴り込む例などがそれである。1時間以上の長電話、便せん数枚の手紙などで激しい言辞を弄するが、直接顔を合わせると穏やかで腰の低い、どこにでもいる市井《しせい》のひとであることも多い。

病的な妄想と違い、きっかけが明らかで、解決したり、自分の誤解とわかると攻撃はやむ。テーマはそれのみに限られていて、他の妄想に広がっていくことはない。きっかけがあれば繰り返すが……(好訴者《こうそ》といわれる)。

老年期に顕在化するのは生活空間と人間関係が狭まるからであろう。孤立不安から鎧兜《よろいかぶと》で身を固めたような生活になり、気になることがあると妄想的に反応する。若いときには同胞や知人がたしなめたり説得してトラブルを未然に防ぐこともできたが、年をとるにつれてそういう関係者はいなくなる。

「老年期人格障害」という診断は往々にして彼の正当な面まで覆い隠して無権利状態に陥れ、社会的に処理される。イギリスの老年精神科医ピットは1970年代に、道路計画に反対して立ち退きを拒否した老人が、「人格障害」と診断されて入院させられ、家が解体された例を紹介している。精神科医はこのことに留意すべきである(『精神老年医学入門』文光堂　この本は絶版。現在の新版〔みすず書房〕は内容を一新、このケースは記されていない)。

性的逸脱

高齢者の性的な逸脱行為のほとんどは男性による。在宅では嫁の着替えや入浴中の浴室をのぞき見する、性的な接触を求める、介助している嫁やヘルパーの身体を触るといった行為である。ほかの家族（夫、姑）が適切に対処せず、みてみぬふりをすることが問題の一因である。女性では男性のベッドにもぐり込む、裸になるなど。

介護施設では介助しているときに女性スタッフの胸や腰を触る、性器を露出する男性がいる。若いスタッフを対象にする。この種の問題は施設長など管理職が毅然と対処をすべきである。それはスタッフを守る責任と、他の入所者が安心できる環境を保証するためである。スタッフの人権が守られないで、入所者の人道的なケアが成り立つわけはない。

「高齢者虐待」は大きな社会問題になっているが、ケアスタッフや家族が高齢者から受ける虐待（暴力や性的被害）は闇のなかである。

4　「ごみ屋敷」は個性的である

「ごみ屋敷」は今や社会問題である。「認知症」といわれるが、その大半はディメンティアではない。というよりそれぞれが個性的である。ごみを部屋（家）に溜め込むのは高齢者に特有なことではなく、若者にもみられる。アパートの居室は衣類、紙袋、食品の空袋、インスタント食品のカップやプラスティックの空き箱などで足の踏み場もない。そんな彼らは家の外ではスマートなセールスマンであり、センスのよいスタイリストなのだ。外の姿と居室の状況とのギャップが大きい。それは男女を問わない。

しかし高齢者のごみ屋敷は若者とは趣を異にしている。そこには老いがある。高齢社会になる前からあったことで、バルザックが小説『ゴプセック』でリアルに描いている。19世紀前半の話である。

『ゴプセック』にごみ屋敷が……

ゴプセックは、王政復古後の頽廃した貴族を顧客にして巨万の富を築いた老獪《ろうかい》な高利貸である。バルザックは小説の結末に「ごみ屋敷」をもってくる。

ゴプセックから死後の財産管理を任せられた若い代訴人デルヴィルが奥の部屋を開けて目にしたのは、「腐ったパテや、あらゆる種類の食料品の厖大な山や、カビの生えた貝や魚までがあって、それらの発する雑多な臭気に、私はもうすこしで窒息するところでした。いたるところ、うじ虫やその種の虫が蠢《うごめ》いていました」。その奥にはさまざまな形の箱、紅茶のケース、コーヒー、インディゴ、タバコ、家具、銀の器、ランプ、絵画、花瓶、版画などなど。それはこれまでの貪欲と奇行の集積……という。

ごみ屋敷がどういうものかがなまなましく描写されている。ゴプセックがどんないかがわしい債権でも顧客が差しだす貢物でも片端から呑み込んできた結果である。それは「ゴプセックのうちに例の不可解な幼児性や頑固さの最初の徴候が現れたことを示すものですが、それらはどんな老人にあっても、過度の情熱が知性よりも後まで残るときに起こるもの」と書かれている。ごみの山はその集積なのだ。バルザックはそれを猟奇的な目でみているわけでなく、そこに老いをみている。

ごみ屋敷の主

老年精神科の臨床に目を転じる。一人暮らしの高齢者の家を訪れると、ふだん使っている部屋や台所は整理整頓されているが、それ以外の部屋は新聞紙や食品の空き袋、段ボール箱などで足の踏み場もないといった光景は珍しくない。男性、女性を問わない。それが年をとったときの生活スタイルの一つなのだろう。

年をとると不要なものをたくさん抱えているひとがいる。捨てられないのだ。その傾向は強迫性格者で強い。〝いつか必要になるかもしれない〟と溜め込む。ほとんどが男性である。それは生活感覚に欠けているためといわれる。もう一つは、来客がないので、ひとの目を気にしなくなったことも与っていよう。

だが「ごみ屋敷」はそのレベルを超えている。自分の生活ごみでなく、ごみ集積所などから拾ってきた廃品（電気製品、自転車、鍋、食器、おもちゃなど）が物置からあふれ、塀より高く積み上げられている。けた外れである。悪臭、虫やネズミの巣となり近隣から苦情が出る。社会の迷惑とはいえ個人の敷地内、個人の所有物なので役所もおいそれと手を出せない。そこで精神病か、認知症ではないかと精神科に問題が持ち込まれる。

ところが彼らの多くはディメンティアや精神病ではない。彼がどう生きてきたか、今をどう生きているかに目を向けると、そのひととなりや人生観がみえてくる。それがどうしてごみ屋敷の主になるのかは謎だが……。
とはいえごみ屋敷は環境衛生上の対策を必要とする。あるごみ屋敷の主は骨折で入院、せん妄を生じて認知症と診断された。それを知った役所は特養入所の手続きを進め、ごみの山を一気に処分した。そのごみ屋敷の主とはどんな人物なのか。

〔事例〕 ごみ屋敷の主の75歳男性　長年近隣を悩ませたごみ屋敷の主。妻と障碍者の娘（40歳）との3人暮らし。

数年前にごみの集積所からやかん、鍋、電気器具の類を「まだ使える、もったいない」と拾ってくるようになった。はじめは物置に収納していたが、自転車、家具、家電製品と広がり、ごみの山は塀の高さを越えた。悪臭とゴキブリ、ネズミの巣になり近隣からの苦情で役所が再三撤去するよう説得したが無視。

その彼が大腿骨骨折で入院。夜間せん妄を認知症と診断されると、役所は妻の同意を得て、認知症として特養入所を手配し、ごみを撤去した。彼は3か月後に病院に隣接する特養に退院した。生活史、現在の家族の状況などの話は施設相談員の情報と一致しており、妻と娘の暮らしを気遣うなどディメンティアは認めがたかった。

「お宅の庭はごみの山と聞いているが」と話を向けると、「あれはごみではない。直せば使える」とさらりと受け流した。ここはよいところだと言って淡々と特養の生活に適応していた。妻は税の申告書やアパートの契約書などを特養に持参、彼が記入して妻に渡す。娘の障害年金や医療費の手続きも指示して滞りなかった。それが彼らの生活スタイルになっていた。私のかかわった4年間には彼の状態に大きな変化はなかった。

「ごみ屋敷」以外の彼に目をやると彼を認知症というのは難しい。彼は両親亡きあとに娘が生活に困らないよう娘名義のアパートを建てるなど、常識と平均人以上の生活能力をもった「ふつうの」老人だった。

彼もどこかで矛《ほこ》を収めようと思っていたのかもしれない。特養は安全な場所だった。本人の意思を確認しない特養入所は人権問題だが、生活の安心を保障されたことで丸く治まった。どこかおかしいが結果オーライなのだ。老年精神科ではよくあることである。

解決に方程式はない

ごみ屋敷の主は撤去をなかなか肯《がえん》じないので関係者は手を焼くが、ある男性は強引に説得されて数人の若者が片付けるのを苦々しげに眺めているうちに本人も作業に加わり、終わると「きれいになった」と皆に礼を言った。

簡易宿泊所で60年以上暮らしてきた80歳の男性は、部屋のごみから発生する虫と異臭で隣人を悩ませた。福祉事務所のケースワーカーが施設入所を勧めたが「ここで死ぬ」と拒否。にもかかわらず強引に施設入所となったが、そこで「ここはいいところだ、あいつ（ケースワーカー）はいい奴だった」と喜んでいた。

生活から派生したこのような問題は建前論を押し付けようとしてもうまくいかない（むしろ事態を悪化させる）。本人の信頼している人物が本人の言い分に耳を傾けたうえで、周りのひとびとが困っていることを説いて解決策を提示する。ときには強引でも、それが本人の生活を侵襲することではないかを確かめながらことを運ぶしかない場合もある。認知症の有無にかかわらず、である。社会は高齢者にとってパラダイスというわけではない。彼らも社会の一員として規範の内に引き戻すしかないこともある。

これらの問題は決まった形にはめて類型化できない。事例をいささか長く紹介したように一人ひとりが固有の問題を抱えている。そこには一人ひとりの歴史があり、きれいごとではすまされないドロドロした世界がある。社会からはみ出しているといっても、所詮その社会のなかにいる。だがそれゆえに高齢社会のさまざまな面を映し出す。精神科医にとってそれにどうかかわるか、立場が問われる。精神医学周辺の問題に向きあうことは、日常性に埋没して曖昧にすませている臨床のありかたを考えさせられる。人格障害とはそういうテーマである。

5　二次性ディメンティア――脳の損傷ではなく生活スタイルが招いた精神的貧困化

日中一人で家に籠もっている高齢者がデイサービスを利用するようになってから明るくなった、活発になったという話は多い。十数年前までは自治体による「ボケ予防教室」がそれをうたい文句にして家に取り残されている住民を集めて喜ばれた。デイサービスはそれを引き継いだものである。ボケ（「認知症」）がよくなったといわれたが、それは誤解で、もともと病気ではなく生活スタイルにより精神的に貧困化していた高齢者が、ひととのかかわりで甦ったのだ。二次性ディメンティアとは生活スタイルによる精神的貧困化をいう。脳の病気によるディメンティア（一次性）ではない。

精神的貧困化の対策

精神的貧困に陥ると、何もしない、テレビや新聞に関心がない、外出しない、ひととの交わりもなく日がな一日を無為に過ごす。「世間に疎《うと》くなる、精神的世界が狭まり、考え方もひとりよがりで偏狭になる……」のが老年期の心理特性と教科書には記されている。

精神的貧困化の対策はひとと交わる、買い物、花を愛でるなど生活を豊かにすることである。デイサービスを契機に家以外に生活の場を広げ、ひとと交わってそのひとらしさを取り戻すのは、精神の活性化に最良の方法である。それに対して「認知症予防」と称して文字拾いをさせたり、日付や住所を言わせたりしても高齢者の生活に何の意味もない。小学生の算数問題が解けたからといって何なのだろう。しかし高齢者は「認知症」恐怖から必死に取り組んでいる。年をとって「認知症予防」が課題とは、高齢者を貶《おとし》めている。

引きこもり老人の一例

高齢者が増えると〝引きこもり老人〟も多様化している。その一例を紹介する。「自分はもう十分に生きた。これからは何もしない」と自室に引きこもり新聞、テレビも拒んでベッドで生活するようになった男性。70歳まで企業の研究所長を務め業績を挙げた経歴の持ち主である。食事はきちんととるが、入浴、髭剃り、着替えなどは一切拒否。家族はうつ病を疑い男性をともなって来院したが精神的異常やディメンティアは認められない。

本人の意思は固く、生活スタイルを変える気はないと断言。しかし面接で問われると生い立ちや研究所のことを喜んで話した。外出の機会として月1回受診することも応諾した。彼はその前夜は入浴して、妻に髭を剃ってもらった。入浴（保清）や髭剃りは人前に出るときの身だしなみなのだ。1年後に妻が心臓病で入院した。娘は彼を介護型老人病院に入院させた。その後の経過は不明。

精神的な自死である。日々付き添う家族は辛い。何もしないという生き方を受け容れることは難しい。妻が心臓病になった遠因はそこにあるかもしれない。

ある85歳女性は買い物や家事がしんどくなり、ケアマネージャーに相談、週1回ヘルパーを利用することになった。ところが1か月後「ヘルパーさんが来る日は朝早く起きて掃除しないといけないので辛い」という理由でヘルパーを断った。他者が来訪することで気楽な一人暮らしの生活スタイルを変えなければならない。ケアマネージャーは、かえってやることが増えたと言われて苦笑するしかなかった。
掃除、入浴、髭剃り……は他人のためという点で共通している。年をとるとそのような体面を気にしないでよくなるということなのだろう。

動物に癒される

高齢者が孤立のなかで精神的貧困に打ち克つのは難しいが、動物とのふれあいで自分らしさを取り戻すことは珍しくない。文化人類学者の児玉夏子は釜ヶ崎を訪れたときに犬や猫が闊歩しているのに目を瞠り、今日を生きることに精いっぱいのひとびとが動物を飼うのはなぜか、と住人の動物飼育の社会調査に取り組んだ。「野宿者や日雇労働者一人ひとりの心に分け入って考えるならば、動物は決して無視できる存在ではない」。彼らにとっては犬や猫が家族以上に身近な存在であり、心から信頼できる対象として動物を必要としているという結論にたどりつく（「寄せ場の動物誌」『人と動物の日本史3』所収）。

〔事例〕子猫に優しさを引き出された65歳男性　簡易宿泊所に暮らし酒浸りの日々だった男が、ふとしたきっかけで65歳のときに子猫を飼うようになって〝人間が変わった〟（本人の言）。子猫を飼い人間も生活も一変した。刑務所でも簡易宿泊所でも〝乱暴者〟と恐れられていた男だ。彼はビル工事現場の恐怖をやわらげるために覚醒剤を常用し、嫉妬妄想から妻を刃物で刺して数年間服役した。出所して親族や知人らと関係を断ち、簡易宿泊所に住んだ。生一本な性格で不条理なことで怒り出すと手が付けられなくなるため、簡易宿泊所でも職場でも福祉事務所でも恐れられる存在だった。一人仕事ならトラブルはないと、自分でビルのトイレ清掃の職をみつけた。仕事は完璧で信頼され大きなビルを任された。午前中に仕事を終えると自室に戻りテレビと酒の日々。

その男が公園で子猫になつかれて部屋に連れ帰った。それ以来仕事が終わると自室にまっしぐら、酒はやめ猫の餌代にあてた。部屋で動物を飼うのは禁止されているが、自転車の荷台に猫を乗せて買い物に行く。「大家は何も言わない」と笑う。猫の体調が悪いと動物病院に駆け込む。「院長はときどき治療費を只にしてくれる」と喜ぶ。その後顔見知りの路上生活者から目のみえない子猫を託されてそれも飼っている。「大変だけれど、2匹が仲いいんだよ」と嬉しそうに話す。外来で猫の話を始めると終わらない。

「喧嘩したら相手が悪くても警察は前科者のおれをしょっ引く。そしたら猫はどうなる？　そう思ったら喧嘩はしないと決めた」。彼は猫を飼うようになって自分は変わったと言うが、猫が彼の優しさを引き出したのだろう。愛情いっぱいに猫の世話をする彼、その彼に全幅の信頼を寄せる猫たち。それは〝癒される〟といった関係を超えている。

一匹狼として肩肘張って生きてきた彼が信用するのは福祉のケースワーカーほか1、2人だったが、猫を介して獣医や大家の善意に触れた。こうして刑務所から20年余飲み続けた精神安定薬、睡眠薬は不要になり、本人の意思で診療を終結した。それから3年以上になるが連絡はない。ハッピーエンドというケースとも思われないのだが……。

引きこもり老人を見守る

独居老人が増えているなかで孤老、孤独死、引きこもり老人が社会的に問題とされるようになった。しかし引きこもりは家族と暮らしている場合でもある。それは事例でみた。彼らに共通しているのは自らSOSを発しないことである。こうして「認知症」になる、孤独死して周囲は気づかなかった、と社会問題化する。

孤老や引きこもり老人のすべてが精神的に不健康なのか？ いきいきとそのひとらしく暮らしているひともいるはずだが、それは問題視されないのでわれわれの前には現れず、社会問題にもならない。孤独死は悲惨であるかのようにいわれるが、本人はそれを受け容れていることが少なくない。誰にも看取られずに死ぬことは寂しいが、それは覚悟している、と。本人が気にしているのはそのために周囲や親族に迷惑がかかることである。

老いの生き方が多様化すれば、死への過程も多様化する。その背景には彼（彼女）の生きてきた歴史があり、家族を含めた人間関係がある。医療・福祉の立場でかかわるときには、それらをふまえてすべてを肯定して、引き受けることが基本である。

生活状況に応じて利用できる社会資源などを紹介する。だが無理強いはしない。健康管理、医療に関しては関心を示すことが多い。すでに病気を抱えている場合はなおさらである。サポートの基本は見守りである。傍らにいて必要なときにサッと手を差し伸べる。安全の確認（声かけ）は重要だが、断られることも多い。身体の状況を把握して、緊急事態（骨折など）での連絡方法のメモを渡しておく。

多くの高齢者は淡々と老いを生きている。誰もが自分の老いに向きあい、〝いかに老いを生きるか〟を考えるわけではない。政治や行政が望ましい老い（健康長寿）、望ましくない老い（「認知症」）と声を大にして叫んでも、大半の高齢者はそれとは関係なく〝そのひとらしく〟老いていく。あるひとは小学生の登下校の見守りに役割を実感し、子どもたちから生きるエネルギーをもらっている。農村では黙々とあぜ道の草をむしる、都会では自宅近辺の道路を掃除する高齢者の姿をみかける。生きがいといった大上段に構えたものでないところで老いを生きる、生の収束に向かって……。それが老いの自然な姿である。

だが一方には社会や家族から取り残された孤老もいる。自ら引きこもる老人が社会問題となる背景には貧困と結びついていることと、高齢者が自分らしく生きることの難しい社会のありかたが指摘できる。自律的な生が狭められているのは高齢者に限ったことではないなかで、多様化という一言では括れないが、そのことは本書の域を超える問題である。

老年精神科医の立場では、認知症や孤独死の視点からでなく、彼らの生き方を肯定して引き受けることが求められる。それだけではクリアカットに解決できない問題だが、自らの価値観の転換が必要とされるテーマではある。

第6章　脳症状の臨床からみる1　せん妄

これまでは生活の場からみてきたが、この章では脳症状の臨床から記す。脳症状が急性症状と慢性症状に大別でき、急性脳症にはせん妄が、慢性脳症状には狭義の認知症、失語症などがあることは第5章の初めに記した。本章では急性脳症状であるせん妄の臨床症状を中心にみていく。というのは、せん妄を理解できるとディメンティア（痴呆）の正しい理解につながるからである。ディメンティアが脳の損傷による障害であるのに対して、せん妄は身体状況（低血糖、尿毒症、呼吸不全、肝硬変など）や薬の影響で脳の機能が統制を失った状態である。見当識障害（場所や時間がわからない）、人物誤認、思考の乱れなどを呈する。しかしその原因である身体疾患が改善したり、薬を除いたりすると脳の機能は回復して正常になる。この両者を診わけることはディメンティア臨床でも重要である。

1　せん妄とは何か

急性脳症状の中核はせん妄

せん妄は精神科に特化したテーマではない。どの身体疾患、どの薬物でも生じうる各科共通のテーマだが、精神症状としてとらえると精神医学の領域である。せん妄は定型的な症状がなく、めまぐるしく変動するが、精神医学書には脳器質性疾患の章の認知症の項に付記され、その症状が羅列されているだけなので、現場の役に立たない。だがせん妄は高齢者医療では大きな問題なので臨床症状を中心にみていく。

せん妄の臨床——意識障害のレベルを診わける

せん妄は意識障害の一つであり、身体状況の病状変化により変動する。一般には重度、中等度、軽度に大別して、その特徴を認識していると把握しやすい。

重度の意識障害は昏睡である。神経反射が消え、呼びかけや痛みなどの外界刺激に反応しない。これは間違えようがない。

それ以外の中等度~軽度を一般に「せん妄」と総称する。

せん妄の臨床は、「せん妄ではないか」と気づくことから始まる。せん妄には定型的な症状はない。めまぐるしく変化するのが特徴である。その横断面からせん妄と気づくには、せん妄の傍らで15～30分観察する縦断的な経験を積み重ねて感性を磨くしかない。脳波や意識障害の評価基準は気づいたあとの話である。

身体的な病態変化につれて意識混濁は変動するだけでなく、外界からの刺激（痛み刺激、大声で名前を呼ぶなど）で意識混濁が浅くなり一時的に正常に戻ることもあれば、逆に、状況を正確に認知できずに興奮することもある。定型的な症状がない。

せん妄の臨床症状

せん妄の個々の症状（見当識障害や思考の乱れなど）はディメンティアと共通するが、せん妄では全脳的な障害が突然現れ、原因の身体不調が改善し、原因だった薬を除去するともとの状態に回復する。それに対してディメンティアでは障害は年余をかけて徐々に進行し、ある日一挙に進むことはなく、それが改善することもない（非可逆性）。

意識障害が生理学的概念であるために見過ごされがちだが、せん妄下の患者は心理的には不安・困惑の状態にある。それが臨床症状全体を覆っている。患者は自分がどこにいるかわからず、相手（家族でさえ）が誰かわからない。周囲の状況やひとの話が理解できない。一生懸命訴えても相手に通じない（思考が滅裂なため）。幻覚におびえていることもある。これらの個々の症状を不安・困惑を念頭に置いてとらえると全体像がみえてくる。

臨床症状の特徴

以上のことをふまえて症状を列記する。

・発症は突然（日時を特定できる）

せん妄は何月何日の何時ごろから始まったなどと発症時間を特定できる。それはディメンティアが「3年前の春には」とおおよその発病時期を推定するのとの違いである。

発症日時を特定できるとせん妄の原因の検討に生かせる。その時期の身体的変化、薬の変更、非日常的なエピソード（旅行、来客、入院、引越しなど）をチェックする。

・見当識障害

自分が今どこにいるか、昼か夜かわからない。自分と周囲の関係がわからない。

・人物誤認

身近なひと（家族、スタッフなど）がわからず、〝未知のひと〟になる。

・誤認、錯認、幻覚

周囲の状況を正確に認知できないために錯覚や誤認が生じやすい。壁のシミが虫にみえ、帽子がひとの顔にみえる。せん妄では幻視が多い（幻聴は稀）。アルコール症の離脱症状（アルコールが身体から抜けるときに起こる禁断症状）では壁にアリ、ネズミ、蛇などの小動物がみえる（振戦せん妄）。

・思考の散乱（インコヘレンツ）

思考が断片的で脈絡がなく話は支離滅裂になる。相手の話を正しく理解できない。しかしせん妄では話の端々に現実を取り込んだ言葉が混ざる。現実とどこかでつながっていて、部分的にそれを認識していることがせん妄の特徴である。

・注意集中困難

一つのことに注意を集中できない（気が散る状態）。そのため外界情報の理解が断片的になり不安・困惑が強い。外界刺激で意識レベルが変動することも与っている。

・精神症状：妄想、精神運動性興奮、反復行為

周囲の状況、動向を誤認して不安、おびえ、興奮、攻撃的になることがある。「殺される」「食事に毒を入れたと話している」と幻覚妄想状態になる。だがせん妄での妄想はその場限りである。精神運動性興奮では精神的に不穏になり、興奮状態を呈したり、大声を上げるなど衝動的な行為がみられたりする。反復行為とはシーツを細かく裂く、鍵をいじるなどの無意味な繰り返し行為をいう。失禁、弄便がみられる。

・可逆性

せん妄は原因を除去すると症状は改善して、もとの状態に戻る。回復に要する時間は1、2時間のこともあり、数日、数か月（頭部外傷など）かかることもあるなど、まちまちである。

・不安・困惑が強い

周囲の状況が認識できず、自分の状態に戸惑っていることもあり、周囲の状況変化や言動に影響されやすい。

症状が変動する

これらの症状は不揃いで、めまぐるしく変動する。現実との関係が断ち切られていないことは特徴的で、興奮して話は支離滅裂でも、「白衣」、「注射器」といった周囲の状況を取り込んだ言葉が断片的に混じる。夜間せん妄では、夜は失禁して家族もわからなくなるが、日中は回復するといった具合に、症状が消長する。

せん妄の要因

せん妄をきたす要因は種々の解説書に記されているので、本書では臨床的にふまえておくべきポイントを記す。

高齢者のせん妄は身体状況、薬物、社会心理的要因の3要因によることが多い。単一のこともあり、この3要因が錯綜していることもある。これ以外では体内時計が関与して身体機能が変動することによるものがある（「夕方症状群」の項で述べる）。

・身体的要因

代謝性疾患（尿毒症、肝硬変、低血糖、高血糖など）ではせん妄が病態悪化に先行することがある。

・薬物要因

新たに処方された薬と発症の日時を照合する。高齢者によく使われる薬はせん妄を生じやすい。パーキンソン病治療薬、抗認知症薬、抗うつ薬、睡眠薬、胃潰瘍治療薬（H_2受容体ブロッカー）、抗がん剤、抗生物質、抗ヒスタミン薬、鎮痛薬など。

・社会心理的要因

入院、引越し、転室、来客、法事、旅行などの非日常的なエピソードは精神的負荷、疲労が大きく夜間せん妄が生じやすい。

治療、ケアではこれらの3要因を中心に検証する。肺炎で入院した患者では、呼吸機能の低下による低酸素血症（身体的要因）、抗生物質（薬物要因）、死の恐怖や入院したことの不安（心理的要因）など。骨折では整復のための肢の牽引による拘禁反応（自由を抑圧されたときにみられる心理反応）、白内障手術後のせん妄では麻酔薬の影響と遮眼による感覚遮断などとの関連を見極める。

せん妄の治療とケア

せん妄は医療の対象

せん妄という言葉はこの20〜30年の間に広まったが、それが医療を必要とする問題という認識にはつながっていない。せん妄を「認知症」と混同して、在宅介護は限界と、施設に入所させる、抗認知症薬によるせん妄を「認知症」が進行したとみなすなどの誤まった対応があとを絶たない。

ケアスタッフがせん妄（妄想も）を抱え込んでもケアで解決できることではない。
・せん妄治療の基本的なこと
身体的要因、薬物要因による場合には因果関係は直線的なので治療方針を立てやすいが、心理的要因が絡むと錯綜して治療が難しくなる。基本的には身体的要因を優先する。精神症状が激しい場合には向精神薬が必要になる。それは精神科医の役割であるが、そのためには身体病とその治療を十分に知る必要がある。

パーキンソン病治療薬、抗うつ薬など高齢者に用いられる薬物はせん妄を惹起しやすい。だがパーキンソン病では薬を安易に中止できない。抗うつ薬も同様である。

抗認知症薬によるせん妄や精神症状は、一般に信じられているより多い印象がある（精神症状ゆえに精神科を受診するためもあるが）。注意がいるのはそれらの問題が「認知症が進んだ」とみなされていることである。せん妄や性的不穏が生じたときには賦活作用のある抗認知症薬を休薬することで判断できる。

アルツハイマー病の患者は薬による副作用（とりわけ精神面の）を言語で表現できない。そのため睡眠、食欲、行動、精神状態の変化などを観察して、変化がある場合には薬との関連について検証することが大切である。
・せん妄のケア
患者は自分がどこにいるか、周囲のひとが誰かわからないで、不安・困惑状態にあることをふまえてかかわる。〝いつものように〟声をかけたり、興奮しているときに薬を勧めたり、注射しようとするのはさらなる興奮を招く（家族、スタッフは〝未知のひと〟なのだ）。

基本的には「説得より安心」（室伏君士）である。穏やかでゆったりしていること（解決を急がない）、患者の土俵に乗る。不安が強いときには何が不安かを尋ねる。興奮しているときにはその言葉から原因を推測していく。幻覚、妄想があるときにはそれを否定せずに患者の世界に耳を傾ける。

患者は相手が〝味方〟とわかると安心して落ち着く。その段階では明るい場所に誘導してイスに座って向きあい、話を聞く。この状態になると支離滅裂さはやわらぎ、話がわかるようになり、不安、怒り、興奮の理由がみえてくる。会話がつながるようになり、スタッフが「今夜はもう眠りましょう」と服薬を促すと素直に受け入れる。これに要する時間は数分から15分程度である。注射や薬で鎮静化を図ろうとするより早く落ち着く。

せん妄とディメンティアの鑑別

せん妄はその場面だけをみると、ディメンティアと混同されやすいが、時間（数分程度）をかけて観察すると違いがわかる。この両者は次元の異なる問題であり、治療もケアも別である。せん妄を知ることはディメンティアを知ることでもある。これまで述べたことと一部重複するが、ここでは両者の違いを発症の経緯、精神機能の解体のあり方、症状の変化しやすさ、注意集中困難、症状の可逆性から対比してみる。ディメンティアは主としてアルツハイマー病を想定した。

・発症

せん妄は「何月何日の何時ごろ」と日時を特定できる。

アルツハイマー病は病変が緩徐に進行するため症状は潜行して発症の時期を明確に線引きできない。

・精神機能の解体

せん妄では、あるとき突然家族がわからなくなり、新聞をさかさまに読み、失禁するなど、精神機能は一挙に解体する。

アルツハイマー病では、初期ではディメンティアは軽度で多くの機能は保持され、緩やかに進行して障害が広がる。

・症状の変動

せん妄では、身体的条件の変化につれて意識レベルが変動し、不安・困惑から周囲の言動や環境（物音など）の影響を受けやすく、認知能力や精神状態が目まぐるしく変化する。

アルツハイマー病では、相手の対応や環境に反応して快・不快の感情を示すが、認知能力などがそれに影響されることはない。

・注意の集中持続

せん妄では注意集中が持続しない。心理テストの課題にはじめは正答しても次第に誤答が増える。能力の問題ではなく注意が散漫になるためである。

アルツハイマー病では課題に集中しても誤答、回答不能、あるいは課題を理解できない。

・可逆性

せん妄は回復可能である。夜間せん妄でトイレの場所、家族がわからなくなるが、日中はトイレに行き、家族の認知も正確である。頭部外傷や脳の手術後では意識混濁が消失するのに3か月、6か月を要することもあるが、認知、判断の能力は低下していない。

アルツハイマー病では、精神機能の低下は持続的であり回復は見込めない。

ディメンティアにせん妄が生じたとき

ディメンティアにせん妄が生じたとき、「ディメンティアが進んだ」と見過ごされていることが多い。せん妄と気づけば薬や身体的変調をチェックして「ディメンティアの進行」を止めることができるが、問題はせん妄に気づくかどうかである。

家族やケアスタッフが「せん妄です」と言うわけではない。「この2、3週で認知症が進んだ」「日中はよいが夜になるとトイレの場所がわからなくなる。ときには家族のことも間違える」と言う。前者では、発症の日時を特定できる点でせん妄を疑う必要がある。後者では症状の変動する点がディメンティアと違う。そう気づけば前項のチェックポイントに照らしてみると鑑別できる。臨床は応用問題である。

2　夕方症状群

せん妄は教科書の知識や心理テストが通用しない。そのことをよく物語っているのが「夕方症状群」である。これは「帰宅願望」といわれるが、せん妄である。医療やケアの現場でたびたび遭遇するにもかかわらず、正しく理解されていない。この症状群は夕方になると「お世話になりました。これから家に帰ります」と言うので「帰宅願望」と呼ばれるが、それを言うのは夕方の30～120分ほどで、それ以外の時間帯には言わない。陽性症状（幻覚や妄想などの目にみえる症状）には目がいくが、陰性症状（自閉、無為などの表に現れない症状）は見過ごしがちである。この症状群はその両面を見ることで本態が浮かび上がるよい例である。異常な行動が30分でもとに戻ることからせん妄を疑い、症状を整理すると次のようになる。

夕方症状群の臨床症状

・特定の時間に突然「これから家に帰ります」と言う。施設、病院だけでなく自宅でもみられる（見当識障害）。
・家族に敬語を使う、熟知のスタッフによそよそしく挨拶する（人物誤認）。
・落ち着きなく動き回る、頻回なトイレ通いやナースコール、感情失禁、無意味な反復行為、情動不穏（感情が揺れ動く）などがみられる。

・これらの症状は30～120分ほど続いて消失、もとの状態に戻る。

これらの特徴、すなわち突然の発症、見当識障害、人物誤認、情動不穏が30～120分ほどで回復するなどはせん妄の臨床症状に符合する。

夕方症状群の本質

ではなぜ夕方に発症するのか、なぜ判で押したように「家に帰る」と言うのか？　そこにこの症状群の身体的側面と心理的側面が表れている。

夕方症状群の身体的側面――サーカディアンリズム

夕方症状群はほぼ同じ時間に出現する。それには体内時計によるサーカディアンリズム（概日《がいじつ》リズム）が与っている（サーカディアンとは〝ほぼ1日〟〔概日〕という意味）。さまざまな身体機能（血圧、ホルモン分泌、体温、睡眠―覚醒など）が体内時計により1日に一定のリズムで変化することをいう。1980～90年代にそれをコントロールしている時計遺伝子の存在が同定された。体内時計の1日は24時間強だが、社会生活により24時間に収まっている。たとえば血圧は朝に高く夕方には下がる、ステロイドホルモンは朝に多く分泌され夕方には少ない。体温、脈拍、血糖なども1日のうちで一定のリズムで変動している。

夕方症状群がどの身体機能によるかは不明だが、その変動が脳に影響してせん妄をもたらし、30〜120分ほどでもとに戻ると考えられる。個人によりほぼ一定の時間に始まるのはそのためであろう。

夕方症状群の心理的側面

多くの高齢者が「家に帰ります」と言う理由は、せん妄下での不安・困惑によると考えられる。突然自分がどこにいるか、周りのひとが誰かわからなくなる。そのとき安心できる居場所、それは家である。自宅にいてもそれを言うのはそのためである。家とは実家か、生家か、故郷かと詮索するのは的外れである。30分もすると言わなくなる。

夕方症状群のケア

「家に帰ります」という言葉にとらわれて「ここがあなたの家です」と説得したり「どうやって帰るのか」と糺したりすると、かえって混乱を強めることがある。ケアの基本は理詰めより安心である。ここにいてよいというメッセージを伝える。「一緒に行くので待っていて」「家から迎えに出たと電話があった」と間を置くのもよい。一緒に帰ろうと散歩に出たり、「こちらの用意がすむまで待ってて」などと言って洗濯物をたたんでもらう対応のほうが有効である。そうすると20〜30分で落ち着く。

一方、「うそをつくわけにいかない」といって説得に努める家族もいる。家に帰ると言い出すと、本人あての郵便物の束、住居表示、土地の権利書のコピーなどを示して説得する。この場合も20～30分で落ち着くが、終わったときには家族はへとへとという。しかしやめない。彼らの生活スタイルなのだろう。

家族は夕方症状群やせん妄について知らなくても、自分たちの生活に合わせて上手に対応している。まず彼らの対応を聞いてみると教えられることが多い。

第7章　脳症状の臨床からみる2　生活を通して認知症を考える

ディメンティアとは固定した障害ではない。現実とのかかわりのなかで変化し、保持と相まってさまざまな様相をみせる。それは生活者としてとらえると浮かび上がる。教科書の知識や心理テスト、CT、MRIの画像でなく彼らの生活から学ぶ必要がある。一般にはディメンティアは健忘、見当識障害、計算力低下、判断障害……と障害が列挙される。認知症スケール、画像診断などすべて減点法である。

しかし彼らは昔のことをたくさん覚えている。新しいことでは、入院（入所）すれば自分のベッドやトイレはすぐに覚える。たしかにミスが多く、記憶は穴だらけで、その自覚もないが、そのような障害を抱えながら家庭でも社会でもいきいきと生活している。歌が得意、編み物が上手といった保持している能力は多い。そこに目を向けるとそのひとらしさが浮かび上がり、みる目が変わる。障害だけをカウントしているのではそのひとはわからず、認知症が何かもわからない。

診察室で孫の名前を訊かれると答えられないが、待合室に戻るとすらすら出てくる。着替えができないひとが衣類を順に手渡されるとアッという間に着替える。この揺れは何か。認知症者が道に迷うと「徘徊」といわれるが、ディメンティアのないひとが道に迷っても徘徊とはいわれない。何が違うのか。

これらは日々目にすることで、生活行動や能力を障害と保持の両面からとらえると、そのひとらしさ（個別性）が浮かび上がってくる。不安や緊張でそれが揺れ動くこともわかる。ケアではこの障害・保持・心理的反応という視点が大切である。

そのことを「徘徊」から考えてみる。

1　アルツハイマー病の「徘徊」

徘徊は不適切用語といわれる。そのとおりだがこの行動の特異性を表す適切な言葉が思い当たらないのでここでは慣用に従う。介護する家族にとってもっとも悩まされる問題の一つだが、その行動は認知症を考えるうえで示唆に富んでいる。

「徘徊」は自宅近くの地理を忘れた（地誌的健忘）ためと説明されることが多いが、徘徊は〝迷子〟とは違う特徴を有している。

きっかけは「家に帰る」と言って自宅を出た（夕方症状群、夜間せん妄）、散歩に出かけた、家族を探して家の外に出たなどであろうが、本当のところはわからない。

「徘徊」は自宅を探して近所をうろうろしているわけではない。自宅から1キロも2キロも離れたところをひたすら歩いている。ときには10キロ以上ということもある。夜中に公道を寝間着姿で歩いているのを不審に思われて保護され、名前、住所、自宅の電話番号などを訊かれるとスラスラ答えて家族と連絡がつき一件落着となることが多い。

ひとは道に迷ったとき目的の周辺を探し回り、交番や商店で道を尋ねる。1キロも10キロも離れたところに行くことはない。それに比べると徘徊は特異である。ひたすら歩き続ける姿からは、道に迷ったと自覚できないことが窺える。

目的があるという見方があるが、この症状の核心は目的があるかどうかではなく（きっかけは目的があったにせよ）、道に迷った自覚がなくひたすら歩き続けるところにある。それゆえに交番や商店に助けを求めない。電話番号や住所を記憶しているのにそれを用いない。道に迷ったとわからないか、わかっても修正できないことがこの行動の本質である。

2　障害と保持と反応との関係

徘徊では地誌的健忘のため道に迷い、それを自覚できない。しかし自宅の電話番号や住所を訊かれて答えられるのは記憶と言語機能が保たれていることを物語っている。にもかかわらず保持している機能を必要に応じて適切に用いられない。それがディメンティアの本質である。

ディメンティアとは個々の機能の障害をいうのではなく、保持している機能を統合する高次機能の障害である。アルツハイマー病ではこれが初期から認められる。仕事や約束を忘れ、同じ話を繰り返して家族が困って病院に連れてくるが、本人は「それで困ったことはない」と答えて恬淡としている。自分の障害を正確に認識できない。生活行動に目立った障害のない初期の患者が診察室に入ると、なぜここに来たかわからず、どこに座ったらよいか戸惑う。個々の機能の障害ではなく、自他の関係、状況の意味などを認識できないことを示している。

これに対して脳血管性障害では、日常生活に支障のない物忘れやミスを悔やみ、恥じ、悲観する。それは自分の障害を認識していることを物語っていて、正常な反応である。このように障害と保持は共存しているが、疾患によりその様相は違う。

カタストロフ反応

ディメンティアのひとにはもう一つの側面がある。前に述べたように、診察室で孫の名前を訊かれて答えられなかったのに、待合室に戻ると孫の名前を呼ぶ。これはテストされているという緊張から〝頭が真っ白〟になって名前が出てこなかったが、緊張がほぐれると保持している機能を発揮することを示している。

障害と保持は固定している状態ではなく、心理的なプレッシャーで揺れ動く。精神科医K・ゴールドシュタインは脳器質性疾患患者が能力を超えた課題を与えられると、困惑して解決可能な課題までできなくなることを指摘してカタストロフ反応（破局反応）と名付けた（１９４０）。これは健常者でもみられる現象だが、ひとや周囲の状況を正確に認識できないアルツハイマー病患者では対人関係、環境に緊張が強いためにとりわけ留意する必要がある。

ケアの基本は〝さりげなさ〟

孫が来訪したときに「この子の名前は」と訊くのは、記憶が衰えた高齢者には残酷なテストである。それより「○○ちゃんが来ましたよ」とさりげなく教えるほうがよい。それにより安心して孫を迎え入れることができる。

アルツハイマー病患者の診察では、入室したときに名前を呼ぶ。それは〝私はあなたを知っている〟というメッセージである。相手が誰かわからず困惑している患者はそれにより安心する。介助でも、まず名前を呼ぶことがかかわりをスムーズにする。

施設を訪れて老人の名前を呼ぶと「どうして私の名前を知っているの」と驚かれることがある。「前にも会ったから」「そう、忘れちゃった」「いいよ、私が覚えているから」。そう答えるとニコリとする。

独居のアルツハイマー病患者が、ヘルパーが入ると見違えるほどに明るく活発になり、機能を回復する。それはヘルパーのサポートで安心できると、保持している機能を取り戻すことを示している。そこで要介護度が改善したといって、サポートを打ち切ってしまえばもとの木阿弥である。

ケアの基本は、障害された機能をサポートして、保持している能力を引き出すことにある。目的とするのは障害された機能を取り戻すことではなく、それを支えることで、保持している機能を回復することである。できないこと、忘れたことは、さりげなく受け流す。できないことを訓練するのはカタストロフ反応を招く。患者の生活に必要ない日付や住所などを言わせる、小学生の算数問題を解かせるなどの取り組みは無意味であり、高齢者の心を傷つける。

3　アルツハイマー病のステージ（病期）

アルツハイマー病の経過とは精神機能の障害と保持の変遷の歴史でもある。患者がどのステージにいるかを見定めることで医療とケアの枠組みができる。ところが障害と保持に法則性はなく、一人ひとりが異なった様相を呈する。ケアではどのステージにいるかと、障害・保持に現れる個別性を把握することが求められる。

それらは生活行動に現れる。「徘徊」でみたように、生活行動では状況全体を判断しそれに応じて個々の機能を組み立て統合する、高次の精神機能が求められる。その変化を追うことで病気の進行を正しく把握できる。そのため生活行動の変化を把握する。

具体的に食事、料理作り、買い物、入浴、着替え、洗濯、掃除、テレビや新聞への関心、趣味や文化的な活動、散歩、ひととの交流などを聴取する。変化した場合にはその日時と生活環境の相関を確かめ、家族がそれにどうかかわっているかも聞く。これにより生活をリアルにイメージできる。

病気の進行に節目があるわけではないので、ステージの区分にはさまざまな試論がある。

本書では健忘期、生活行動の障害期、言語・思考の崩壊期、思考・人格の解体期の4段階にわけてみていく。

① 健忘期：発病〜2、3年

この時期では同じ話を繰り返しする、用事や約束を忘れるといった記憶障害で異常と気づかれることが多いが、生活行動の多くは保たれている。発病から受診に至るまでに2年、3年と経過していることが多い。それは家族が病気と認識するのに要した時間である。近年はアルツハイマー病の知識が普及して、本人が診断を求めて受診することが見受けられる。

特異なことに、本人は忘れやミスを気にしない。病識がないとも否認とも受け止められるが、初期から自身について認識する高次精神機能の障害があることを窺わせる。

② 生活行動の障害期：2、3年〜数年かそれ以上

このステージでは生活での障害と保持が錯綜する。そのため不安・困惑が強く、精神的に不安定になりやすい（妄想、抑うつ、異常行動など）。

一人暮らしでは夜になると孤立不安でせん妄を生じる（朝、衣類や食器などが部屋に散乱している

ことでわかる)。家族と同居している場合にも一人になると外に出たり行動異常が生じたりする。

健忘は強まり、家族の人数、名前を正答できないことがある。同じ話の繰り返しや生活行動の障害が目立つようになる。鍋を焦がす、調味料を入れずに料理する、金銭の計算がわからなくなる、冷蔵庫に腐ったもの、カビたもの、同じものがたくさんあるなど。掃除機、洗濯機、ガスコンロの操作ができない(使わない)。仕事でのミスが多くなり、大切な会議や用事を忘れる。一方で簡単なサポートで保持している習慣化された行為は可能。ときには複雑な生活行為(手の込んだ料理を作るなど)が他の障害に比して驚くほど保持されていることがある。

新聞を読まなくなる、テレビドラマのストーリーがわからなくなる。長年参加していた趣味のサークルやお茶、お華の会に行かなくなる。これは意欲の低下、自発性の減弱と、行為の障害が与っている。関心は身近なことに限られ精神世界が狭くなる。

言葉(語彙)が減る。物の名前、人名や地名が出てこなくなり、それ、あっち、あのひとといった代名詞が増える。日常の会話には支障ない程度だが、話しかけられた語を理解できず〝聞き返す〟のを〝難聴〟と誤解されることがある。

道に迷う(地誌的健忘)。車の運転操作はできるが、道がわからないために同乗の家族が助手席で指示する、信号を無視する、車庫入れや慣れた道で車体をこする。

その一方で、通い慣れた場所に電車を乗り換えて行くことができるひともいる。
③ 言語・思考の崩壊:数年~10年

着衣失行が②から③の移行期のチェックポイントである。ボタンのかけ間違い、裏表を逆に着る、上着の上に下着をつけようとする、ズボンを頭から被ろうとする、セーターに足を通そうとするなど。これは衣類の形状と自己身体の位置の認知ができないためで、右頭頂葉の広範な病変による。この症状をみたら発病して6、7年は経過していると考える。

言語機能の障害が精神機能と生活全体を覆うようになる。言語は学歴や生活環境(職業、家庭での会話など)の影響を受けやすく、個人差が大きい。

一般的には、語彙が減り抽象的な言葉の理解ができなくなる。発語の障害のほうが語の理解障害より先行する(うまく言えないが、相手の話はわかる)。日常生活用語中心となる(嫁→お母さん、食事→ごはん、具合はどうか→痛いところや苦しいところはあるか)ので理解できないときは言い換える。次第に代名詞(これ、あっち)、錯語(言い間違い)が増え、高度となれば意味不明となる(発音を間違える字性錯語から他の単語に言い間違える語性錯語へ)。文法的にも乱れがみられる。

新聞、本などを読む機能(読字)も低下する。文意がつかめないことによるが、なかには難字も含めてすらすら読む患者もいる(しかし文意は理解できない)。テレビのドラマはみなくなり(ストーリーを理解できない)、相撲、子ども番組や娯楽、歌番組を好む。

ときに語彙は豊富で当意即答(出まかせ応答)が目立つ患者がいる。反響言語(オウム返し)をまじえることもあるが、冗談や巧みなはぐらかしに驚かされる。このような患者の多くは自宅で家族との会話が多い。生活環境の影響を受けていることがわかる。

記憶障害はさらに進行して家族の名前、顔を忘れる。生活史を時系列で想起できなくなる。あるエピソードを詳しく想起できるが、それに関連することがらを回想できない。

生活行動では簡単な料理を作る手順がわからなくなり、ガス、電気器具、掃除機の操作は困難となる。

④　思考・人格の解体：数年から十数年〜

この段階では、かつて「人格の形骸化」といわれた症状がみられる。相手が誰かわからないのにニコニコと愛想よく対応し、敬語、丁寧語で話す。なじみの知人と相対しているようだが、毎日会っているスタッフや主治医もわからない。これは初対面のひとに対するもっとも無難な対応としてかつて身につけた社会的スキルを用いているのだろう。

言語は字性、語性とも錯語が高度となり、副詞、助詞も乱れて（失文法）、意味をとることが難しくなる（ジャルゴン失語）。だがアルツハイマー病では相手の話しかけに応えて懸命に話す。それに対してピック病では話しかけを無視し、無言である。

言語の崩壊は思考の崩壊でもある。滅裂思考、当意即答（語彙は貧困だが）が目立つ。

日常生活行動はすべてサポートを必要とする。しかし熟練した作業を従来どおりに全うできることもある（ただし必要に応じて、というわけでなく）。

身近な家族、ケアスタッフの人物認知も障害される。見当識障害のため自分の居場所、時間について正確に認識できない。

感情面では多幸的（気楽でニコニコしている、悩んだり心配したりしない）、平板化（繊細な感情の反応が失われる）といわれるが、状況がわからないために適切な感情表出ができないと考えたほうがよい。この段階でも自然な感情、反応は保たれている。「入浴」を理解できずに衣類を脱がされて怒るが、風呂に入ると喜ぶ。

鏡の自己鏡像に向かって話しかける、人形に話しかけ、かいがいしく世話をする人形現象がみられる。

人格が解体する。とはいえ、そのひとらしさが全く失われるわけではなく、ある場面や状況でかつてを彷彿させる行為や反応がみられる。だが生活場面では人格の一貫性はみられない。それに対して脳血管性認知症では脳梗塞を繰り返して機能障害や人格水準低下（だらしない、羞恥心の低下など）が進行しても、状況や相手により態度を使い分け自分の意思を主張する。そこには人格の一貫性がみられる。この違いは大きい。

ステージをふまえる意味

アルツハイマー病の進行過程を4段階にわけてみてきたが、それぞれの年数は個人差が大きく幅がある。ステージの目安は生活行動を基準にした大まかなものである。繰り返し述べてきたように障害と保持の態様はまちまちだが、ステージをふまえるとサポートの指針が立てやすくなり、保持している機能を生かすことができる。

なかには2、3年にわたって進行しないかのごときケースがある。その多くは家族の介護が温かい。安心できる生活では機能は維持される。脳病変はその間も緩やかに進行しているが、生活行為は必ずしもそれと並行して低下するわけでないことを物語っている。だが、身体疾患（骨折、肺炎など）をきっかけにして脳病変に相応のレベルに低下することが多い。人間関係や生活環境の変化も誘因になる。配偶者が亡くなったあと、引越したあとに急に進むのはそれである。機能の低下を防ぐためには日々の生活の安心感と、非日常的なエピソードでの不安・困惑へのサポートが大切である。

アルツハイマー病は緩やかに脳が萎縮して機能も退縮していく疾患である。その過程で失われて生じる症状ではなく新しく生じる症状がある。このような産出症状として妄想や抑うつが生じるのは人格の反応である。第1、第2ステージでそれが生じやすく、第3ステージでは異常行動化しやすい。

4 「認知症」の多様性

「認知症」という言葉の意味するところは、高齢者の精神的問題の雑多な集合体であることはこれまでみてきたとおりである。一般社会では隠喩、比喩として広く用いられ、医療、ケアの現場では高齢者の精神症状と、脳症状であるせん妄、ディメンティア、神経心理症状を包括して使われている。ディメンティアに限ってもそこには多様な問題が含まれている。そのことを整理してみる。

・一人ひとりが異なる

老化、ディメンティアには発達段階にみられるような法則性、一律性はない。アルツハイマー病では一人ひとりの機能障害と保持はまちまちであり、病気の進行につれて変化する。それが個別性である。加えて生活史や性格の違いが症状に現れる。

・ディメンティアのひとは揺れ動く

ディメンティアを機能の欠落とみるのでなく、障害と保持の組み合わせととらえると、障害のサポートにより保持している面が回復することがみえる。それらが心理的な影響により変化することもみてきた。ディメンティアは生活のなかでとらえるとリアルになる。

・疾患による違い

疾患によりディメンティアの性状が違う。アルツハイマー病と脳血管性障害では発症様式、経過が違い、機能の障害も全般性、局在性の違いがあることはよく知られている。レビー小体病、前頭側頭型認知症などでは疾患固有の症状がみられる。

・BPSDという概念

かつてアルツハイマー病患者の精神症状や異常行動は、健忘や見当識障害などと並んで「随伴症状（あるいは周辺症状）」といわれ、ディメンティアの一症状とみなされていた。しかし生活者ととらえると、これらは人間関係や生活環境に対する人格の反応とみなすことができる。今日ではそれは認知症にともなう行動・心理症状（BPSD）といわれるが、〝家族、ケアスタッフを困らせる〟と付言されることもある。BPSDという症状があるわけではなく、反応として表現された妄想やうつ、異常行動を指している。

・特異な症状

ステージ3、4の患者に話しかけると、相手が誰かわからないのに愛想よく敬語で応対することをかつては「人格の形骸化」と呼んだ。中身がないという意味である。相手が無礼な態度をとるとそれは消える。〝初対面〟の相手に対するもっとも無難な対応なのだ。

この段階ではその他にも鏡症状や〝なじみの関係〟といったアルツハイマー病特有の症状がみられる。言語機能は崩壊しているステージというのに、自分の鏡像に話しかけ、人形に語りかけ、ジャルゴン失語同士が団欒する。彼らは独自の世界に生きているのだろうか。

・〝子どもに返る〟

認知症、とりわけアルツハイマー病は〝子どもに返る〟といわれる。たしかにそういうケースがある。彼ら（彼女ら）は人生で身につけた社会的なスキルや〝大人の人格〟をそぎ落として〝赤ん坊に戻った〟のだろうか。これは認知症の特徴的な症状なのだろうか。

大人が子どもに戻ることはできない話だが、精神医学では幼児化、子ども返り、児戯的という言葉がある。退行（心理的な子ども返り）をいう。心気症や、うつ病、解離性障害などでよくみられる（高齢者にもみられる）。自己中心的で依存的、駄々をこねるなど。解離性障害では、幼児語を使うなどわざとらしい（演技的）。これらの中核には依存─攻撃があり要求が通るまで繰り返すため、疾病利得を求めての行動とみなされることもある。そこに無邪気さはない。

ところがアルツハイマー病の末期の子ども返りにはわざとらしさや疾病利得的な思惑はない。幼児語でしゃべることもない。天真爛漫でやさしい。ひとはそこに無邪気さをみて子ども返りという。彼ら（彼女ら）は病気以前から子どものように無邪気に天真爛漫に生きてきたのだ。そういうひとなのだ。認知症になったときしがらみから解放されて〝生《なま》〟の人格が顕《あらわ》れただけの話なのだ。面白いことに彼らが夜間せん妄や失禁、異常行動を呈したときケアスタッフはやさしい。それが伝わるのだろう。

5　認知症の医療とケア

アルツハイマー病は十数年かそれ以上の経過でゆっくり進行していくために、病気という側面と障碍という側面を併せもっている。病気へのかかわりは医療の、障碍へのかかわりはケアの役割である。むろん高齢者では医療とケアは不即不離の関係にあり、医療の場でも生活の場でも重複するが、そのためにそれぞれの役割や立場が不明確になっているきらいがあるので、あえて模式化した。

医療の役割

老年精神科にはせん妄や妄想などで生活を混乱に陥れている問題が持ち込まれる。その治療は認知症医療に特化していては難しい。高齢者全般、一般精神科の経験が必要である。認知症そのものの治療を求めて受診することは少なく、アルツハイマー病の根治治療がない現状ではそれは副次的なテーマである。

高齢者の精神的問題（せん妄、妄想、抑うつ、心気症、異常行動など）の多くは第一線のプライマリケア医（かかりつけ医）が治療している。問題のすべてが解決しなくても高齢者のエネルギーは衰えていることもあり、多くは生活の鞘のなかに収まり、これまでどおりの生活を取り戻す。大半はそれで良しとされる。

このことは裏返すと、精神科を受診する患者、プライマリケア医が精神科に紹介するケースはその治療の枠を超えたということである。広く使われているＳＳＲＩ（選択的セロトニン再取込み阻害薬）や精神安定薬では改善しなかった、家族関係が複雑……といったことが多い。老年精神科医の専門性はここにあるといって過言ではない。

治療の第一ステージ

このような経過で受診した患者は複数の問題を抱えていることが多いが、大切なことはそれらのすべてを解決しようとするのでなく、現在の生活を混乱させている当面の問題（精神症状）に絞るということである。せん妄の場合には治療により改善しうることを説明して、発症のダイナミックスを見極めて治療を組み立てる。妄想の場合には家族関係や生活状況などを訊く必要があるが、１、２回の面接ですべてを知ろうとしないほうがよい。それらは治療の過程で次第にわかる。その段階で治療のテーマを柔軟に組み替える。当面の問題解決に徹して、家族関係や生活の問題の解決は急がない。家族の生活の問題に医療は口を挟まない立場を守る。

薬物治療では、まずこれまでに使われた薬を調べる。高齢者では副作用（後述「抗認知症薬の臨床――副作用の問題」参照）や代謝速度の低下等の問題があって、狭い選択肢のなかから薬を選ばなければならないが、副作用は非可逆的で、ときには死にいたる可能性があり、薬物治療には専門性が求められる。治療は急がない。症状が激しいからといって1、2日で解決しようとしない。数日から1週間ごとに副作用の有無を確かめながら薬量を調整していく。家族にはその方針を説明して改善の目安を告げるほうがよい（たとえば、2週間から1か月、と）。ゴールがみえると家族は安心する。

症状が改善すると家族の混乱は収まり、生活はもとの平衡状態に戻る。しかし以前からの嫁姑関係や要介護状態は変わっていない。ここまでが身体疾患における急性期治療に相当する老年精神科治療の第一ステージである。

治療の第二ステージ

治療の第二ステージは慢性疾患、障碍者医療である。主人公は治療者から患者、家族、ケアスタッフに替わる。生活が大きなテーマになる。医療が介入したり抱え込んだりする問題ではない。彼らの生活がドロドロしたものであっても、医療者は彼らの生活の歴史と現実を受け容れてこれまでどおりの生活を維持できるよう見守る。生活形態（同居、施設入所など）の変更を検討する家族もいる。どのような選択であれそれに付き添うのが医療の役割である。

急性症状が解消しても、背景の問題は持続している。それが老いである。そのため治療を終結できないことが多い。維持的な薬物治療が必要なことも多い。医療スタッフは治療の第二ステージのテーマは生活であり、その主人公は本人、家族、ケアスタッフであり、医療はサポーターの立場だと認識する必要がある。

症状が再燃することがある。そのときにそこにいたる生活を丹念にたどると精神症状や異常行動をもたらした問題を把握できることが多い。非日常的なエピソードであることもあり、介護者とのトラブルによることもある。それがわかると薬を増量したり変更することなく解決できることが多い。それを積み重ねると家族やケアスタッフが主体的に対応できるようになる。

医療スタッフの役割

医療スタッフの役割として、患者の生活に即して病気や症状の特徴を家族やケアスタッフに説明することがある。患者の日常生活でみられる症状の医学的な意味がわかると家族、ケアスタッフはかかわりにゆとりをもてるようになる。たとえば無言のブローカ失語（失語症の一タイプ。発話する場合の運動性言語処理が損傷されたために起こる）患者では頭に浮かんでいる言葉を発語できない。そのためのもどかしさ、口惜しさから、うつになりやすいこと。半側空間無視ではテーブルの左側の食べ物を残す、アプローチは右側から入るように、など。妄想やせん妄についてもステージをふまえて患者の心理を説明するとわかりやすい。理解できると異常視しなくなる。それが介護者にゆとりをもたらす。それは患者に反映する。

医療的ケアとは生活を柱にすること

このように第二次ステージでは家族やケアスタッフをサポートすることが主たる役割である。この「医療的ケア」では、医療の役割は20％程度。つねに生活を把握するように努める。生活に医療の網をかぶせない、医療的管理下に置かない。具体的には生活に訓練を持ち込まない。日時を言えても、小学生の算数問題を解いてもディメンティアの患者の生活が豊かになるわけではない。それより人と交わり、花見を楽しみ、買い物に同行して帰りになじみの蕎麦《そば》屋に寄るほうが楽しい。

生活に「療法」を持ち込まない。歌を唄うと「音楽療法」、動物と戯れると「アニマルセラピー」というが、歌を唄うのも、動物を可愛がるのも日常生活の一部としてはじめて意味がある。日常は動物を飼うのを禁じていながら、月に1回連れてこられた馴らされた動物に1、2時間触れるのが治療なのだろうか。施設のなかでも外でも自発的に音楽を楽しむ（歌を唄い、CDを聴くなど）ことが保証されているのだろうか。医療でなく、生活の一部として取り組むべきテーマである。

家族を支える

第二ステージでは家族を支えることが重要である。家族の話に耳を傾ける。それは生活を知るためでもあるが、家族は不安に陥ったり介護に疲れて精神的に不安定になっていることがある。その受け皿が必要である。それが患者を支えることにつながる。患者には薬を出していないのに、家族に精神安定薬を処方することもある。

家族関係が歪んでいるのはそこにいたった歴史があり、一面的ではない。同居していることは重い。医療者は現在だけをみて介入することはしないで、彼らの生活を支える。

ただし診察は当の本人への説明で締めくくること。どんなにディメンティアが進んでいても、このことは守る。主人公は患者である。

このように認知症医療の柱は「医療的ケア」である。生活にかかわる家族、ケアスタッフと連携するためにはケア、介護の何たるかをふまえている必要がある。ケアは医療のヒエラルキー構造の外にある、ひとがひとにかかわる営みである。そこに精神科的な視点の意味がある。それについて私見を述べる。

精神科的ケア論

ケアと介護は同じように使われているが、「介護」という言葉は介護保険を立案するなかで新たに生まれた。それ以前から看護の分野ではケアcareとキュアcureという言葉は看護の両輪として使われていた。キュアは治療を意味し、ケアは患者の身の回りの世話、心理的な面へのサポートも含む幅広いかかわりを意味して、それが看護の本質とみなされている。だが看護は医療のなかの営みなので、高齢者や障碍のあるひとの生活へのかかわりは介護と呼び区別した。かかわりに違いがあるわけではない。

しかし家族のかかわりとケアスタッフのそれは関係性、責任などの点で違いがある。このことはケアスタッフの専門性を考えるうえで重要である。そのため本書では家族のかかわりを「介護」、ケアスタッフのかかわりを「ケア」と使い分けた。

非日常的な関係性

ひとにかかわる専門職（カウンセラー、教育者など）が当事者と結ぶ関係性は「非日常的」である。非日常的関係とは、好き嫌いの感情や、思想信条の違い、性差などを超越するという意味である。そこが日常的な関係である家族や善意の隣人と違うところで、契約による「責任」が生じる。自分の都合で休んだりやめたりできない。自分のかかわりが当事者にとって適切かを「検証」する必要がある。そのためには自分のかかわりを同僚らにオープンにしなければならない。自分を高めるための「研修」も仕事の一部である。

これらケアの専門性の裏付けである非日常的な関係性と責任、検証、研修を精神科の視点で考えてみる。

ケアとは対人関係である

ケアの目的は、当事者（家族を含む）がこれまでどおり生活できるようサポートすることである。そのためには当事者を理解することが求められる。これまでどのように生活してきたか、これからどう生きようとしているかである。ひとを理解することにマニュアルはない。学習して身につけることのできる介護技術と違う点である。一人ひとりにかかわるなかで身につけていくしかない。

非日常的な関係性の基盤は日常的な営み

当事者との関係は非日常的だが、かかわりは食事や入浴、歩行などの日常的な生活の営みである。これがケアの特異な点である。同じく非日常的関係にあるカウンセリングや教育では、かかわりの中身も非日常的である。ところがケアでは食事介助中に家族や郷里のことが話題にのぼる。日常性の所以である。そのときにプライベートなことは関係ないと非日常性を持ち出せば、かかわりはギクシャクする。スタッフは家族の話をする場合もあり、さらりと話題を変えることもある。それは互いの関係やその場の状況で違う。それを判断できるように力をつけることが求められる。関係の非日常性とは日常的な営みを基盤にしている。

それには自分のかかわりが当事者にどう受け止められたかを検証することが必要である。それを欠いた日常性とは、当事者抜きの「一人よがり」のかかわりに過ぎないが、それがチェックされずにすまされてしまうのがケアの怖いところである。

自分らしいケア

このことはケアの一律化ということではない。ケアスタッフがみな同じケアをするのは不自然である。むしろ一人ひとりの〝そのひとらしさ〟を大切にする。ケアスタッフは年齢、性だけでなく性格や趣味、思想信条などはまちまちである。几帳面なひと、ズボラなひと、てきぱき仕事するひと、ルーズなひと……。それが日常性の基盤である。問われるのはその個性ではなく、自分のかかわりに責任をもつことである。そのためには自分の取り組みを言語化して、スタッフ相互で批判しあえることが前提である。

付言すると、利用者もケアスタッフをアセスメント（評価）していて、スタッフを使い分けている。スタッフ側が一律である必要はない。スタッフが個性的だと、互いに自分と違うかかわりを学びあうことが多い。

だがケアの現場は一つの組織、施設で完結していることが多く、横のつながりが少ない。さまざまな施設での取り組みを発表できる場、ケース検討会など、自主的な取り組みが必要である。

施設ケア

施設ケアに触れる。生活の場としての特養などの施設は利用者、スタッフ、研修生、ボランティア、家族などからなる小社会である。利用者−スタッフ間だけでなく、利用者−利用者、利用者−ボランティアなどさまざまな関係を結びうる場である。それと同時に社会に開かれている必要がある。地域とのつながりはボランティアや実習生を受け容れるといった受け身の交流だけでなく、スタッフや利用者が地域のイベントや清掃活動の手伝いに参加するといったことも取り組まれてよい。

２０１５年に特養の利用者を要介護３以上としてから、施設内で話し声が聞こえなくなった。利用者同士の語らいが減った。そのレベルの利用者が少ないためである。利用者とスタッフの会話が減った。スタッフが介助に追われているためである。生活の場としての小社会から重度要介護者の収容所化している。特養がどうあるべきかが忘れ去られている。福祉行政の問題であろう。

専門性を育む

人間関係をもとにする仕事は一例一例が応用問題であり、その積み重ねの上に専門性を築いていく。それはケアでも同じである。初心者マークが外れるには２、３年かかる。５、６年して新人を指導できるようになる。ところが昨今のケア現場では１、２年で離職する者が多い。ケアスタッフの離職率の高いことは社会問題になっている。

その理由は仕事に見合わない給与にあるということは、社会の共通認識になっている。現場をみていて感ずるもう一つの要因、介護報酬に縛られケアが細分化されマニュアル化されて、ケアスタッフの主体性を奪っていることを指摘したい。マニュアルと制度の枠に縛られたケアに〝やりがい〟をみいだせない。そのため新人がすぐにやめる。その対策にケアの質が低下しないようにとマニュアルを押し付ける。負のスパイラルである。

この背景にはケアを「家事と同じ」とみなす福祉行政の考えがある。非日常的な関係性をもとにしたひとひとのかかわりという特異性の認識がない。ケアスタッフのなかからもその視点から福祉行政を批判する動きが少ないように思える。制度が変わるとその枠のなかでやりくりすることに追われて、閉塞感に苛まれているのが現状である。マニュアル化がケアを低質なものにしている。

介護現場には利用者の状態に応じてケアを創意工夫する力はある。ところが現状は介護を細切れにして一つひとつのケアをサービスと呼び、商品化して介護報酬で締め付けている。それよりは同じ介護報酬でスタッフにケアを任せれば、主体性を取り戻して、いきいきと創意工夫するであろう。専門職として認知することが給与問題の鍵であろう。

老年精神科の役割

先に述べたように医療は生活を囲い込んではいけない。生活へのかかわりは家族、ケアスタッフの役割であり、医療はその主体性を尊重してサポーターの立場に徹する。

慢性疾患や障碍者福祉の現場では医療はサポーターとして大きな役割がある。一つは急性症状が生じたときの対処、もう一つが生活のなかで生じた問題へのコンサルテーションである。問題は多様である。当事者の精神的問題にとどまらない。それを現場の状況に即して整理し、スタッフがどう対応するかを説明する。スタッフ間の考えの違いも俎板《まないた》に載せる。それを裁くのではなく、それぞれの考え方を精神医学的に整理してスタッフに戻す。こうした関係ができていると、ケアスタッフが主体性を発揮している現場では医療者のほうが学ぶことは多い。

抗認知症薬の問題

アルツハイマー病に対する薬物治療はドネペジル(アリセプト)が登場してから急速に広まっているようにみえるが、それ以前から認知症の薬物治療は広範に行われてきた。増え続ける高齢者は製薬企業にとって大きな市場なのである。抗認知症薬(ドネペジル)の効果は症状の進行を1年前後遅らせることで、病気を治すわけではない。一方、抗認知症薬の歴史には暗い影があるが、今日では忘れられている。本書ではその歴史を振り返って、抗認知症薬治療の問題に触れる。

抗認知症薬の歴史

抗認知症薬の歴史は3期にわけられる。

第一次抗認知症薬は1983年に認可されたホパンテン酸カルシウム(ホパテ)である。この薬は1978年に小児科領域で知的障害児の多動に有効として認可されたが、RLS(Reye-like syndrome:低血糖、代謝性アシドーシスを伴う脳症)による死亡例が報告され使われなくなった(杉本健郎ら「ホパンテン酸カルシュウムの投与中におこった急性脳症の3例」『脳と発達』1983)。ところが小児科での問題は伏せられたまま脳梗塞後の情緒障害に有効な「抗認知症薬」として認可され広く用いられた(年商300億円以上)。しかし1987年から老人医療の現場で死亡例(代謝性アシドーシスによる低血糖、けいれん、昏睡など）が報告され、浴風会病院でも2例のＲＬＳを報告（菱村将隆、八田美鳥、安原治、竹中星郎「ホパンテン酸カルシウム服用中に生じた老年者のＲＬＳの2例」『臨床精神医学』１９８８）現場から複数例の死亡が報告されるに及んで１９８９年に販売中止となった。

第二次抗認知症薬は１９８６年に登場したイデベノン（アバン）、塩酸ビフェラミン（セレポート、アルナート）などの脳代謝賦活薬である。ホパテを対照薬として同等かそれ以上の有効性があるとして認可され10年余で約８０００億円の医療費が費やされた。しかしその後プラシーボ（偽薬）との比較による再評価ではアバンの有効性32・４％、プラシーボのそれは32・８％であったため、１９９８年に厚生省の薬事審議会は有効性が確認できないとして認可を取り消し、その翌日には医療機関から姿を消した。不思議なことに医師や家族からの苦情や抗議の声はなかった。薬には一定のプラシーボ効果があるが、それもなかったのか。

それのみでなく製薬会社と認可した厚生省からの謝罪はなく、処方していた医師らからの反省、自戒の言葉は寡聞にして知らない。私は老人医療の現場にいて第一次、第二次抗認知症薬の問題にかかわったが、いまだに釈然としないでいる。

第三次抗認知症薬の皮切りはその翌年（１９９９年）に「抗認知症薬」という名前で登場したドネペジルである。ドネペジルは神経伝達物質の一つであるアセチルコリンを分解する酵素の作用を阻害する薬剤である。シナプスでのアセチルコリンによる神経伝達を促進して一時的に記憶、発語、自発性などを改善し症状の進行を遅らせる効果があり、その持続期間は10か月〜1年といわれた。神経細胞の変性脱落には無効で、病気の進行を止めるわけではない。

その後新たにガランタミン（レミニール）、リバスチグミン（イクセロン、リバスタッチ）、メマンチン（メマリー）が認可されている。前3者はアセチルコリン代謝に、メマンチンはガランタミン酸代謝に関与している。第二次までの「抗認知症薬」と違う評価基準で有効と認められ、年商は2020年には2900億円と見込まれている。

痴呆は「認知症」と名称を変えて医学界、製薬企業も取り組みは多彩になったが、わずか20年、30年前のことが忘れられ、それとは無関係に前に前にと進んでいる。

抗認知症薬の臨床——副作用の問題

老年精神科の臨床では抗認知症薬の出番は少ない。精神科受診の理由はせん妄や妄想などの精神症状によることが多く、治療の目的は問題を解決してもとの生活に戻すことにある。抗認知症薬治療についてはすでに服用している場合には原則的には継続するが、家族の意向を確かめると半数の家族は望まない。

老年精神科臨床には抗認知症薬による問題（副作用）に稀ならず遭遇する。それらはアルツハイマー病患者に対する薬物治療（抗認知症薬に限らず）に共通する問題を含んでいる。そのことを記す。

・怒りっぽい、落ち着きがない、夜間せん妄などが、ドネペジルを中止すると改善する例がある。医薬品情報に関する添付文書には精神神経系の副作用は1％未満と記載されているが、老年精神科を受診するのは精神症状のためなので出現頻度についてはわからない。

問題なのは、それらの症状が認知症とみなされて、副作用であることが見過ごされ、病気が進行したとして新たに抗認知症薬を追加されるケースもあることである。副作用（精神症状）がアルツハイマー病の症状と共通していることは留意されるべきであろう。服用する前になかった症状が現れた場合には休薬してみる。副作用の場合には1週間以内に改善する。

・ディメンティアの患者は心身の変化を言語表現できない。ある精神科医はアバンを1週間服用してみえた「前額部を締め付けられ眼瞼《がんけん》（まぶた）がこわばって瞬きができない、周囲の景色がいつもと違って」と語った。患者が同じ体験をしてもそう言えるだろうか。これは抗認知症薬に限ったことではない。鎮静を目的に処方されたチアプライド（グラマリール）により興奮、易刺激性が高まることもある（逆説効果）。それらは患者の行動変化（落ち着きのなさ、不穏など）として現れたとき知ることができる。高齢者の臨床の特徴である。

・抗認知症薬は処方されると長年にわたって継続投与される傾向があるが、それは意味あることなのだろうか。認知症治療の説明文書に「服薬を中断すると進行することがある」と但し書きされているのをみかけるが、根拠があるのだろうか。何が進行するのだろうか。

・抗認知症薬を「中等度認知症」「中等度～高度認知症」と使い分けるよう記してあるマニュアルもある。ステージ3、ステージ4に使う目的は何か、効果の判定はどうするのか。

特養での個人的取り組みとして、ステージ3以上で新たに入所してきたひとが抗認知症薬を継続投与されている場合には次のように対応している。

抗認知症薬を2種類以上服用している場合には、1剤ずつ減薬する。1剤の場合には2分の1に減量して1か月経過をみる。状態に変化のない場合、好転した場合には処方を中止して経過を観察する。大半はそれで抗認知症薬は必要なくなる。

ただしメマンチン（メマリー）は、中止して1、2週間のうちに精神症状の再燃を見ることがあるので減量、休薬には注意がいる。

抗認知症薬は糖尿病治療薬や抗パーキンソン病薬と違い、休薬で生命にかかわる問題を生じることはなく、アルツハイマー病が進行することもない。長期継続投与の検討が広く取り組まれれば医療費、介護費の削減効果は大きいはずである。

高齢人口の増加にともなう認知症の増加はわが国だけでなく人類の大きな課題である。しかし認知症といわれるなかにはディメンティア以外の問題が含まれていることは第5章でみた。それは年をとったための人間関係や生活状況の変化による精神的な問題であり、性格の偏りの顕在化である。そこには老いを生きることをめぐって本人のみならず家族や関係者、そして社会のありようが映し出される。

しかもそれらはディメンティアの患者たちにも共通している。彼らもまた老いを同じく生きているのだ。ディメンティアを生活者の視点でとらえる必要がある。このことは認知症のケアに取り組んでいるひとびとの間では早くから認識され、それが次第に共有される流れが社会のなかに生まれている。

そのなかで老年精神科臨床の役割が問われている。近年の神経科学の進歩は著しく、老年精神医学もその影響をもろに受けている。神経科学の研究範囲は分子レベルから神経系のシステム、MRIやPET、電磁波などを用いた認知機能の研究など多方面にわたり、それによりもたらされる情報は膨大である。CT、MRIなどの画像診断学も長足の進歩を遂げている。それらは老年精神医学にももたらされ、老化や認知症の新たな知見として蓄積されている。

だがその一方で、臨床症状を診ずに、知能テストのスコアや画像所見、臨床検査データをもとに認知症、アルツハイマー病と診断する傾向を見受けるようになった。

精神疾患の臨床診断はあくまで臨床症状に基づいてなされる。臨床症状がないのに精神病、認知症と診断することはできない。知能テストや画像診断、血液検査のデータは臨床診断を補完するものである。認知症が増加し多様化するなかで老年精神科医に求められているのは、誰でも診断できるマニュアルではなく、精神科臨床の原点に立ち返り生活のなかで認知症がどのように現れるかをもっと知ることである。

認知症という障害を抱えながら老いを生きているその態様は、実に多彩だ。そこにアルツハイマー病の症状の本質が現れている。老年精神科医が診察室、研究室から出て、生活の場で認知症の人たちと接し、家族やケアスタッフのかかわりから学べば、老年精神科の世界はもっと豊かになるだろう。それを認知症者と生活をともにする家族やケアスタッフに伝えることで、認知症者に還元できるだろう。

第8章　老いをいかに生きるか——ある100歳老人から

さまざまな老いをみてきた。老いを生きる姿にはそれまでをどう生きてきたかが映し出される。自分らしく生きることに〝かくあるべし〟といった規範があるわけではない。年をとったときの課題が〝ボケないために〟では寂しい。自由にのびのび生きたほうがよい。

100歳のときに「200歳まで生きることにした」と言って世を賑わせた人物がいる。かかりつけ医はいるのかと訊かれて「知り合いの吉利和東大教授から医師を紹介されたが、その方は数年で亡くなった。その後何人かいたが、医師のほうが先に亡くなってしまうのでアテにしないことにした」と答えた。物集高量《もずめたかかず》（1879-1985）である。東京帝大文科を卒業、国文学者として筆を振るう傍ら、破天荒な人生を送って72歳から生活保護を受け、78歳で妻を亡くして独居となるが、「長寿の秘訣は恋愛」と放言して、106歳で亡くなるまで自由奔放に生きた。

木喰は物集さんの先達

物集さんには先達がいる。微笑仏《みしょうぶつ》で知られる木喰《もくじき》である。木喰は52歳のときに蝦夷地で弟子の白道《びゃくどう》と作仏に開眼、1000体を目標に各地をめぐりながら仏像を彫り、80歳のときに満願したといって（実際は約700体という）、目標を2000体にかさ上げした。彼はその3年後に亡くなる。

木喰研究家の大久保憲次によると、年齢もかさ上げしたという。木喰は67歳（1794年〔寛政6年〕）のときに突然自分の年齢を10歳多く言い、以後それで通した（「木喰学序説」『木喰展 庶民の信仰――微笑仏 図録』所収 神戸新聞社）。なぜそうしたかはわからない。多くの書や文献では彼は93歳で亡くなったことになっているが、10歳かさ上げしたのなら83歳である。80歳のときに作仏の目標を倍加したことといい、年齢加算といい、愉快な人物である。

私は200歳まで生きる

物集さんに戻って100歳のときの話を聞こう。

「二十歳《はたち》のころは四十まで生きりゃいいって、本気で思ってましたよ。ただね、あたしの場合、根っからの楽天家なんですねえ。クヨクヨするより、どうやってその間を楽しんでやろうかって考えたんです。

で、好きな小説なんかを書いて、あとは女とバクチのし放題。

けどね、四十になっても死なない。そいで、こりゃちっとは真面目《まじめ》に生きなけりゃ、と思い直して、親父がやっていた『広文庫』を手伝うようになったんです。

で、五十になったとき、親父が死んだの。

そのとき、あたしゃ思ったんですよ。よし、これから後は余生だ。いつ死んでもお釣りがくるから、やりたいことを徹底的にやってやれってね。

だから、あたしの頭の中には、老後なんてこれっぽっちもなかったんです。

それからは、また女とバクチにのめり込んだわけですよ。

ところが、六十になっても七十になっても、死なない。どうなっているのかと思い、われながらビックリしたけれど、やっぱりあわてましたねえ。なにしろ、生き延びようって気がないから、持ってる金は捨てるように使ってきたんですもの。

で、だんだん行くところまで行くしかないって心境になってきたの。これが、八十くらいのとき。

そのうち、生活保護を受けるようになって、文字どおり細々といった感じの生活が始まったんです。

そうなると、なにも面白くない。で、九十になったころ、毎日のように、今年死ぬか、来年死ぬか、そればかし考えてましたよ。

すると本当に元気がなくなっちまうんですねえ。で、あるとき、ここがポイントだなって気づいたの。

つまり、人間て奴ァ、絶えず何かに挑戦してなきゃダメなんですねえ。ひらたくいやァ、欲をかくってことです。

そいで、あたしゃ目標を二百歳において、目いっぱい欲張ってみたんです。だから、今が折り返し点――。

あたしが目標を二百歳においたのは、二、三年前ですがね、そんときから体が急に元気になった。不思議なもんですねえ。

風邪もあまりひかなくなったし、顔なんかにも艶《つや》が出てきた。

で、あたしは、精神てものは肉体をはるかに超えてるんだなア、って気づいたんです」(『百歳は折り返し点』)

長生きの秘訣は恋

百歳のときに中山千夏(作家)と対談しているがそのなかでも、長生きの秘訣は女性を好きになること、今33人目の恋人だが、別れるので別の女性にしようと思っているなどと言ってのける(『続・百歳は折り返し点』)。とはいえ一方で、「あたしゃ若いときから、ずっと恋をしつづけてきたけど、実のところあんまりハカバカしい結果は得られなかったの」(『百歳は折り返し点』)とも言う。

中山は「私は七十の年の違いなどすっかり忘れていた。……物集さんは確かに、説教をしない、ひとりよがりに語らない、悟りきったふうをしない、自分がどう見えるか常に気にしている、などの点で他の老人とはずいぶん違っている」(『続・百歳は折り返し点』)と記している。氏がテレビでの対談などで女性の話やセックス談議を好んでするのは、聞き手や世の風潮がその種の話を面白がるのにあわせている節がある。氏の老いについての考えは聞き出せていない。

物集さんは２００歳まで生きる目標に則り３つの目標を立てたという。第一は星学の研究とトンボの研究。それで日本一の学者になる。第二は大金持ちになること。天体をみるのに望遠鏡、極微のものをみるのに顕微鏡、宇宙旅行には金が要る。第三は日本一の艶福家になること。そしてもう一つ、自伝を完成させたい、と。意気軒昂である。

彼の部屋には星に関する書物があったが、彼のそういう面に興味をもつ聞き手はいなかったらしい。物集さんの豊かさに比べると、世の老いへの関心は貧しい。

ライフヒストリー

彼の父親である物集高見（１８４７-１９２８）は豊後国《ぶんごのくに》杵築《きつき》生まれ。国文学者、国学院大学の創立に加わり、１８８６年東京帝大教授、東京師範学校、学習院教授を兼任。１８９９年教員間の内紛で退職。その後５万冊の書籍を渉猟、百科事典『広文庫』20巻を完成させた（１９１８）。

高量さんが可愛がった9歳年下の妹和子は平塚らいてうと「青鞜社」創設にかかわった5人の一人。自宅を青鞜社の事務所としたが、警察の手入れで父親の不興を買い身を引いた（堀場清子『青鞜の時代』岩波新書）。その後は障碍児教育に尽くした。夫は慶應義塾大学医学部教授藤波剛一。その上の妹芳子も作家。

高量さんは１８７９年（明治12年）東京・神田に生まれ、郁文館中学、第三高等学校、東京帝大文科を卒業。新設の日本淑女学校の校長になるが、女生徒と心中未遂事件を起こして退職。28歳で大阪朝日新聞社に入社して夏目漱石の『虞美人草』連載を担当。翌年父の紹介で東京の出版社に就職。『広文庫』の編集を手伝う。

東京に戻ってから女性遍歴とバクチにのめり込む。仲間と遊郭で豪遊して支払えず監禁されたり、バクチで警察に留置されたり、とエピソードには事欠かない。勤めた出版社はうまくいかず、他の出版社の編集を担当、代筆などで糊口をつないだ。父の『広文庫』は好評だったが、長く続かず生活を潤すにはいたらなかった。72歳のときに生活保護を申請。

とはいえこの間に万葉集や源氏物語など中世文学に関する論述、校註、二葉亭四迷との交友のエッセイなど数多くの著作を残している。また『広文庫』の普及に努めている。けっして色恋やバクチに明け暮れていたわけではない。

33歳からお八重という女性と同棲、結婚。彼女は情に篤いがバクチ、競馬一筋。そのため高量さんも質屋がよいと借金の山。八重は1957年死去（高量さん78歳）。

83歳からホームヘルパーが入る。

住まいと暮らしぶり

青地晨は「東京の孤老」というルポを連載しているときに、東大出の変わり者の老人がいるというので88歳の物集宅を取材で訪れたことを記している（訪問記では1968年89歳となっているが、物集さんの年表では１９６７年）。晩秋の夜9時に家を探し当て「戸を叩いても呼びかけても全く返答がない。とうとう雨戸をこじ開けて入った。とんでもない家だった。畳は腐ってふわふわと厚い苔を踏むような心地だったし、家財道具など何一つない。何やら臭い匂いが漂っているのは掃除が全く行き届いていないせいだろう」とまさに陋屋《ろうおく》そのものである。

夜中の2時まで話し込んだ。「その老人は話好きで、次から次へと話題が尽きない。幸田露伴や菊池寛についての人物論などは親密な実際の交友を通してのものだけに、まことに得難い貴重で含蓄に富んだ内容だった。その他、バクチ打ちになった話とか、朝日、毎日の記者時代の話、その合いの手にエロ話が入ってくるから聞いていて退屈しない」と記している。10年後も変わっていない。

高量さん１００歳の真夏の昼に訪れた中山千夏は「戸という戸を開け放ち薄暗い内部を見せた小さな平屋が、年月と瓦の重量をやっと支える格好でうずくまっていた。……とっつきの小部屋に端坐した物集さんの浴衣の背が見えた。そのむこうからテレビの高校野球中継が聞こえた。……声を掛けると、物集さんは大慌てでテレビを消し、私たちを迎えてくださった」（『続・百歳は折り返し点』）と記している。10年前と変わらない暮らしぶりである。

その生活の一端を記したレポートがある。間近で物集さんの生活を支えた奥川幸子（元東京都老人医療センターケースワーカー・故人）による。

「区からホームヘルパーが毎日派遣されていた。掃除、洗濯が必要ない日も。特別待遇の理由は安否確認のため。彼は漢文書などを読み、毎日電話で店屋物を頼む、うな丼が好き。排泄はトイレでするが汚す。トイレに行くのが面倒だと布団の中で排尿。冬はこたつで本を読みながら排尿する。電気毛布とこたつですぐ乾くと宣う」。部屋が臭いのはそのためだろう。廊下には尿のシミが、万年床の下は腐って撓《たわ》んでいたという後日談がある。

これが歯切れ良い軽妙洒脱《しゃだつ》な語り口でテレビの人気者となり、高い知性を誇り、悠々自適、読書三昧の生活を送っていると思われていた物集さんのもう一つの顔である。老いとはこういうものでもある。

そして入院

物集さんは106歳目前で自宅で転倒、骨折を疑われて東京都老人医療センターに入院した。骨折ではなかったが、検査やリハビリテーションのために入院継続となった。そこでナースや若い医師らの人気者となった。

主治医が例によって知能テスト。1年は何日かと問うと、氏は、一概には言えないと答え、怪訝《けげん》な面持ちの主治医に「うるう年があるじゃないか。漢字でどう書くか。なぜ門のなかに王がいるか」と逆に問いかけて、閏という字の由来を説明した（中国では、王は閏月は宗廟を出て門のなかにいるため）。

骨折ではなかったので本人は自宅への退院を希望したが板橋区はナーシングホームに入所させた。これまでの特別待遇は、区内在住の有名人が孤独死していた場合に行政の責任を云々される事態を避けたいためである。物集さんはナーシングホームに入所して数か月後に亡くなった。

老人にとってパラダイスは保証されているのか

奥川は、行政は物集高量さんの自由奔放な老いに翻弄されて辟易《へきえき》していたという。たしかにしっかりした高齢者の一人暮らしを支えるのは大きなエネルギーが要る。ディメンティアのあるひとと違って当事者に合わせなければならない。口では〝そのひとなりの生〟を支えるといっても、現状の福祉はそれに対応できない。物集さんは有名人ゆえに特別待遇を受けていたが、福祉担当者の悲鳴が聞こえる。それがわが国の老人福祉の現実である。

物集さんは有名人ゆえに、手厚い介護を得られたが、物集さんだけがパラダイスというわけにいかない。氏もわが国老人福祉の現実のなかで生きていくしかなかったのである。

主な参考文献

○はじめに

堀秀彦『年齢《とし》をとるということ その哀《かな》しみ、楽しみ、そして知恵』光文社カッパ・ブックス　1979年

シモーヌ・ド・ボーヴォワール『老い』上・下　朝吹三吉訳　人文書院　1972年

竹中星郎『老いの心と臨床』みすず書房　2010年

多田富雄「老化と免疫系」多田富雄・今村仁司編『老いの様式 その現代的省察』誠信書房　1987年

ジャン・アメリー『老化論』竹内豊治訳　法政大学出版局　1977年

○第1章　老年精神科事始め

神谷美恵子『神谷美恵子著作集7　精神医学研究Ⅰ』みすず書房　1981年

竹中星郎「医療に関係して起こる精神病（Ⅱ）」原田憲一編『症状精神病 身体疾患の精神症状』国際医書出版　1978年

社会福祉法人浴風会『老年医学の発祥と進展 浴風会病院90年の歩み』社会福祉法人浴風会　2015年

尼子富士郎『老化』医学書院　1974年

篠原恒樹「尼子富士郎」松下正明編著『精神医学を築いた人びと』下巻　ワールドプランニング　1991年

入沢達吉ほか『老人病学』南江堂書店　上巻1912年、下巻1914年
「養育院・渋沢記念コーナー」パンフレット
越賀一雄「仮性対話」『異常の人間　精神病理学的人間論』誠信書房　1964年
頼富淳子『けやき通りの四季　老いを支える福祉公社協力員と保健婦の記録』バオバブ社　1995年
浜田晋『街角の精神医療　最終章』医学書院　2006年
竹中星郎『「老い」を生きるということ　精神病理とケア』中央法規出版　2012年

○第2章　老年期心性の特異性と不安・抑うつ

竹中星郎『高齢者の孤独と豊かさ』NHKブックス　2000年
同『高齢者の喪失体験と再生』青灯社　2005年
ボーヴォワール『老い』下巻　前出「はじめに」参照
ジャン・アメリー『老化論』前出「はじめに」参照
阿部謹也『「世間論」序説　西洋中世の愛と人格』朝日選書　1999年
V・ジャンケレヴィッチ『死』仲沢紀雄訳　みすず書房　1978年
吉行あぐり・新藤兼人『生きること　老いること』朝日新聞社　2003年
堀秀彦『年齢《とし》をとるということ』前出「はじめに」参照
シモーヌ・ド・ボーヴォワール『おだやかな死』杉捷夫訳　紀伊國屋書店　1965年
同『別れの儀式』朝吹三吉／二宮フサ／海老坂武訳　人文書院　1984年
宮岸泰治『女優　山本安英』影書房　2006年

竹中星郎『老いの心の十二章』左右社　2011年
舘野泉『左手のコンチェルト 新たな音楽のはじまり』佼成出版社　2008年
シュミット村木眞寿美『左手のピアニスト ゲザ・ズィチから舘野泉へ』河出書房新社　2008年
多田富雄・鶴見和子『邂逅』藤原書店　2003年
モーリス・メルロ＝ポンティ『知覚の現象学1』竹内芳郎・小木貞孝訳　みすず書房　1967年
『八月の鯨』英和対訳映画文庫　デイヴィッド・ベリー脚本　南雲堂　1991年

○第3章　抑うつの精神医学

ジャン・アメリー『罪と罰の彼岸 打ち負かされた者の克服の試み 新版』池内紀訳　みすず書房　2016年
広瀬徹也「抑うつと悲哀」土居健郎ほか責任編集『異常心理学講座4 神経症と精神病1』みすず書房　1987年
エルンスト・クレッチマー『体格と性格』斎藤清士訳　肇書房　1944年
木村敏『自己・あいだ・時間 現象学的精神病理学』ちくま学芸文庫　2006年
H・テレンバッハ『メランコリー 改定増補版』木村敏訳　みすず書房　1985年
笠原嘉「不安・ゆううつ・無気力 正常と異常の境目」『岩波講座 精神の科学3 精神の危機』岩波書店　1983年
神谷美恵子『神谷美恵子著作集1 生きがいについて』みすず書房　1980年
A・T・ベック『認知療法』大野裕訳　岩崎学術出版社　1990年

○第4章　老年期の妄想
濱田秀伯・古茶大樹編著　慶應義塾大学精神病理研究グループ著『メランコリー　人生後半期の妄想性障害』弘文堂　2008年
竹中星郎『老いの心と臨床』前出「はじめに」参照
同『「老い」を生きるということ』前出「第1章」参照
早川和男『居住福祉社会へ「老い」から住まいを考える』岩波書店　2014年
森本陽子「コタール症候群」前掲書『メランコリー　人生後半期の妄想性障害』
木村敏『自覚の精神病理　自分ということ』紀伊國屋書店　1978年

○第5章　隠喩としての「認知症」
スーザン・ソンタグ『隠喩としての病　エイズとその隠喩　新版』富山太佳夫訳　みすず書房　1992年
小川洋子『博士の愛した数式』新潮文庫　2005年
ブライス・ピット『精神老年医学入門　老年期精神障害の評価・治療・マネージメント』木戸又三訳　文光堂　1977年
バルザック『ゴプセック　毬打つ猫の店』芳川泰久訳　岩波文庫　2009年
児玉夏子「寄せ場の動物誌「動物」から見える釜ヶ崎」『人と動物の日本史3　動物と現代社会』吉川弘文館　2009年

○第8章　老いをいかに生きるか――ある100歳老人から
物集高量『百歳は折り返し点』『続・百歳は折り返し点』日本出版社　1979、1980年
『生誕一二九〇年木喰展　庶民の信仰――微笑仏　図録』神戸新聞社　2007年

あとがき

この本は2015年に朝日新聞出版書籍編集部の矢坂美紀子さんから高齢者のうつ病について書くように勧められたことに端を発している。私には本を1冊書くエネルギーがない、病気のことは書かないことにしていると辞退したが、彼女の意図がうつ病からみえてくる高齢者の深層にあるとわかり気持ちが動いた。高齢者の気持ちの底流には、本人が気づいている、いないにかかわらず抑うつ不安がある。小さな不安がうつ病になることもあれば、妄想、せん妄を引き起こすこともある。そこに規則性はない。精神症状に目を奪われるのでなく、高齢者を取りまく生活に目を向けて本人の心理を考える必要がある。そのことを伝えようと思った。それについて書くことでこれまでの臨床経験を整理できるかもしれない、と。

まず「老い」について学びなおすためにボーヴォワールの『老い』とアメリーの『老化論』の2冊を選び、それを座標軸とした。書くことを構成してみると、以前に記したものと大きな違いがないなと思ったが、次々といろいろなケースが思い浮かんできた。その多くは52歳で第一線を退いて以降の体験だった。この10年、20年間に自分も変化していると気を取り直した。

地域で暮らしている高齢者や精神障碍者へのかかわりが中心になった時期である。一人ひとりが違った。体系化できることではなく、テーマは広がっていった。それは楽しいが、本の形がみえてきたのは3年近く経ってである。こうして書き終えるのに4年近くの時間が過ぎてしまった。

私は若いころから学会や研究会に出ることは少なかった。とはいえ学会誌や種々の医学情報には目を通して新しい知見や医学の動向には触れるように努めた。それが医師としての務めと思っていた。しかし第一線を退いてから、各種の学会、研究会も辞め引きこもりだった。学会誌や雑誌もとらなくなった。医師として引きこもりである。

といっても浜田晋先生（浜田クリニック）と広田伊蘇夫《いそお》先生（日本病院・地域精神医学会元理事長）とは松沢病院で一緒に勤務して以来、40年近く毎月のように集まって自由に語りあった。お二人とは忌憚《きたん》なく話ができた。鋭い指摘は常のことだった。

そのお二人が2010年から11年にかけて相次いで亡くなり、私は一人ぽっちになった。しかし地域で仕事するなかで、たくさんの出会いがあった。患者さん、家族、ケアスタッフなどである。彼らから学んだことは多い。それが自分の財産になった。そしてこの書の背景をなしている。

ケアについては1980年代に地域で暮らす精神障碍者の生活支援センターを開設した外口玉子さん（かがやき会理事長）の実践を手伝うようになり、福祉の現場が求めている医療について深く考えさせられた。主人公は利用者であり、医療はそのサポーターだ、ということなどを。それがこの本の底流にある。

私は50歳のときに八ヶ岳に山小屋を建てて、週の前半は東京で、後半は山の暮らしを楽しむ生活になった。山歩きである。頂上を目指す登山でなく、標高2000メートルを歩いて池、草原、樹林帯、高原の花などを楽しんだ。ほとんどのひとは頂上を目指すので貸し切りである。友がいればなおよし。私の人生後半の豊かな世界だった。

ところが2019年3月から病で治療を受ける身となった。この本に書いたことが、自分の身にも起きたと実感したが、残されたわずかな時間にやることがたくさんあった。死とは準備できることではないとつくづく思う。

妻の道子の心身両面にわたる支えがなければこの本はできあがらなかった。それどころか生きられなかった。感謝の気持ちは言葉で言い表せない。

矢坂美紀子さんには多くの示唆に富んだ助言をいただき、完成することができた。深謝申し上げます。

竹中星郎

2019年8月

竹中星郎先生から、8月上旬に「限られた命」である知らせを受けました。原稿はほぼ出来上がっておりましたが、校正のほうはかなわない可能性があるとのことでした。

竹中先生のご遺志として、校正ゲラを浜田クリニックの現院長である梶原徹先生に、見ていただきました。ご多忙のさなかに、梶原先生にたいへんお世話になり、心より感謝申し上げます。

朝日新聞出版書籍編集部

竹中星郎（たけなか・ほしろう）

1941年東京都生まれ。精神科医。1966年千葉大学医学部卒。東京都立松沢病院、信州大学医学部、社会福祉法人浴風会病院に勤務。52歳で医療・福祉の第一線から身を退く。

その後は浜田クリニックでは東京下町の精神医療にたずさわり、社会福祉法人かがやき会の嘱託医として精神障碍者の生活支援にかかわる。長野県富士見高原病院では非常勤医として農村の精神科医療にたずさわってきた。

公職としては、大正大学人間学部臨床心理学科長、放送大学客員教授、杉並区さんあい公社嘱託医、社会福祉法人かがやき会理事、医療法人社団道草会浜田クリニック理事などもつとめた。

趣味は囲碁（5段）、クラシック音楽鑑賞、蕎麦道楽。

おもな著書に『高齢者の孤独と豊かさ』（NHKブックス、2000）、『老いの心と臨床』（みすず書房、2010）、『老いの心の十二章』（放送大学叢書、左右社、2011）、『「老い」を生きるということ　精神病理とケア』（中央法規出版、2012）など。

2019年9月8日食道がんで逝去。享年77。

朝日選書 992

精神科医がみた
老いの不安・抑うつと成熟

2019年12月25日　第1刷発行

著者　竹中星郎

発行者　三宮博信

発行所　朝日新聞出版
〒104-8011　東京都中央区築地5-3-2
電話　03-5541-8832（編集）
03-5540-7793（販売）

印刷所　大日本印刷株式会社

Published in Japan by Asahi Shimbun Publications Inc.
ISBN978-4-02-263092-6
定価はカバーに表示してあります。

落丁・乱丁の場合は弊社業務部（電話 03-5540-7800）へご連絡ください。

送料弊社負担にてお取り替えいたします。